U0789637

傷寒纂要

傷寒纂要

此書前三十年餘抄於角里金秋濤先生業醫之家，雖時原本，俟高明自字斟酌。近日考核，知是蔡氏天益所集。

古今時地不同治法宜異 窗侃紀元新春日觀記

傷寒大病也。（然仲景之書見人治四時感症皆以為傷寒）時者聖人所不能違也，以關乎生死之大病。而藥不從時，豈不殆哉。仲景醫門之聖也，其立法造論，後之明師莫不宗之。然漢末去古未遠，人多壯偉，其藥又為北方感寒而設，今風氣澆矣，人物脆矣，江南之地與北方全別，故其法可師也，其藥不可不變也。非違仲景也，實師其意而變通之以從時也。

此非好學深思臨症數十年不能道，非天士先生亦不能道。此語言平和而入理，非爭名立說之輩可及也。

辨傷寒輕重法

凡外感必頭疼。其疼也，無間晝夜。探其舌本，喉嚨內乾，出於外，多兼煩躁。不煩躁者，即輕症也。不頭疼而發熱，不發熱而頭疼，頭雖疼而有時暫止，口雖乾而舌本不燥，骨雖疼而頭不疼，口雖渴而不欲引飲，至夜或偶得寐，遇食不好亦不惡，居處雖若畫怯而神氣安靜，凡若此者，皆非傷寒也。

三陽治法

仲景原文云惡風無汗而喘者麻黃湯

太陽病頭痛發熱，身疼腰痛，骨節疼痛，惡寒無汗而喘者，羌活湯主之。

仲景用麻黃湯

太陽病

表

此條為表之病，以有汗無汗為提要

寒主陰凝，入太陽營分，凝滯經絡，營衛不利，故發身熱、頭疼、脊痛、骨節疼痛、惡風畏寒、無汗而為傷寒。然太陽之氣與肺之氣相合，邪從皮毛而入，鬱遏肺氣，以故作喘。用羌活湯辛溫散邪。

古今時地不同，治法宜異。[illegible]

凡外感必頭疼，其痛也無間晝夜，探其舌本，[illegible]

[illegible]

三陽治法

太陽頭痛，[illegible]

[illegible]

羌活湯

羌活　前胡　葛根　杏仁　甘草　生姜

深秋加紫蘇　冬月加麻黄

以上仲景原文

論太陽病傳変

脈若浮洪而不數則不傳經若煩躁脈數急者欲傳經也

脈浮而洪是太陽正脈迺静而不傳若煩躁而脈数急則邪機向裏已著勢必傳入他經

此條重在煩躁脈數急不獨傳裏且欲從熱矣

仲景原文

太陽病

太陽病發熱汗出惡風脈緩者此為營弱衛強桂枝湯主之

衛分受邪擾亂營氣故發熱而自汗用桂枝行陽化氣白芍收陰斂汗姜棗得桂則宣和營衛得甘草補中而散邪一陰一陽相合成方調和營衛俾微汗出而肌表自解

桂枝湯

桂枝　白芍　甘草　生姜　大棗　米湯煎服

仲景原文

酒客病不可與桂枝得湯則嘔以酒客不喜甘故也

酒客内熱喜辛而惡甘平昔多飲濕熱内壅若以桂枝辛甘投與酒客

不獨濕熱内壅不能桂枝辛甘可配熱病與甘藥不合已在法中仲聖之法大道之無窮也

甘能滯氣壅其濕熱得湯則嘔也

太陽之病

病人自覺煩躁喜涼惡熱口渴是欲傳入陽明也若外症頭疼身痛口渴鼻乾目疼不得卧是太陽陽明症也羌活湯加石膏知母麦冬與之得汗即解

又

自汗煩躁頭疼遍身骨疼不解者桂枝湯加石膏知母麦冬肉主之

太陽病經邪入腑

太陽病不解熱結膀胱其人如狂血自下者愈其外不解者尚未可攻當先解外外解已但少腹急結者乃可攻之宜桃仁承氣湯

此邪血搏結于腑也經邪入腑為熱結膀胱邪熱沖心故病如狂入血則血熱沸騰而下血乃正氣有權送邪隨血而去故血自下者愈或血不下而見頭疼身熱惡寒之表症當先解外俟表解已但少腹急結用桃仁加入承氣破血攻瘀猶恐經邪未盡加桂枝兼動其血耳

桃仁承氣湯

桃仁　大黄　桂枝　芒硝　甘草

陽明病　二條

陽明病其證不大便自汗潮熱口渴咽乾鼻乾嘔逆不得眠畏人聲木音畏火不惡寒反惡熱或先惡寒後發熱甚則譫語狂亂循衣摸床脈洪大而長宜急解其表不嘔無汗葛根湯病人渴甚而嘔是陽明之氣逆也竹葉石膏湯

竹葉　石膏　半夏　人參　甘草　粳米　麦冬

乙條下症

若表證罷後邪結于裏大便閉小便赤調胃承氣湯下後腹中和病即已解若作痛自燥糞未盡也再下

乙條或下

陽明病不能食若其人本虛勿輕議下

乙條咽痛

陽明病頭眩欬而咽痛者此風熱上攻也葛根甘草桔梗麦冬肉與之

陽明病無汗小便不利心中懊憹者身必發黄淡豉山梔麦冬[illegible]蔥與之

一條發黄 濕熱

此濕熱内鬱而發黄也。無汗則表氣不通，邪鬱于中，氣不下達，故小便不利，上沖則心中懊憹，濕熱鬱蒸，邪無出路，必發黄也。

陽明病，但頭汗出，身無汗，劑頸而還，小便不利，渴飲水漿者，此為瘀熱在裏，身必發黄，茵蔯蒿湯主之。茵蔯蒿 大黄 梔子

一條瘀熱 發黄

肌表之氣鬱而不通，故身無汗，裏滯不行，故小便不利，胃熱津枯，故渴飲水漿，瘀熱在裏，勢必發黄，故用茵蔯合大黄、梔子清熱開鬱，微利因鬱之熱也。

一條陽明 衄血

陽明病，口燥，但欲漱水不欲嚥，此必衄。脈浮發熱，口乾鼻燥，能食者，則衄。荊芥 葛根 麦冬 丹皮 蒲黄 生地 茅根 側柏葉 童便沖服

此風熱上行也。口燥漱水而不欲嚥，邪鬱於經，未入于胃也。陽明經脈起於鼻頞，風性上行，逼迫經血從鼻而出，故必衄。

一條戒下

陽明病，心下硬滿者，此邪未入腹中，慎勿下之。小柴胡合小陷胸湯

二條 又分宜下 否宜下

陽明病，邪結于裏，汗出身重，短氣腹滿而喘，潮熱，手足濈然汗出者，此大便已鞕也。六七日以來，宜下之，小承氣湯，不行，換大承氣湯。若大便不鞕者，慎勿輕下。濈音戢，阻立切

汗出太陽表罷，濕盛故身必重，短氣腹滿而喘，皆陽明内實之症。手足濈然汗出，迺胃中熱蒸津液已隨外泄，大便必硬，下之無疑。

傷寒六七日，目中不了了，睛不和，無表證，大便難，身微熱者，此為實也，宜

乚條下症

大承氣湯（目中不了了睛不和大約即俗稱眼睛熱得糊塗勿清爽也丙申六月再記）

此濕熱下流傷腎之急症也六七日邪熱入胃下流于腎以致精枯不能上供故目中不了了無頭痛惡寒惟大便難迺邪熾下流津枯而為實症故用大承氣以救腎家將絕之陰也

發汗不解腹滿痛者急下之宜大承氣湯

乚條下症（急下）

此邪向于脾也發汗不解而腹滿痛邪已入脾氣結不宣以致津精血液枯竭四旁無濟變症百出故宜大承氣急下也

乚條涌越

陽明病下之早外有熱手足溫不結胸心中懊憹飢不能食但頭汗出者梔子豉湯主之

（應下而下之早故邪偏膈上為小逆不應下而下則為誤下而變症大而逆）

此邪偏鬲上也下後心中懊憹則太陽陽明二經風邪會鬱胸鬲之間故宜梔豉湯從其高而越之

陽明病自汗出若發汗小便自利此為津液內竭雖鞕不可攻之當須自欲大便宜蜜煎導而通之

緩下

自汗而再發其汗重傷津液胃中熱邪逼迫津液偏滲前陰則小便自利以致津液內竭故大便雖鞕是不可攻當俟津回欲自大便而解若燥實而不便者則宜蜜煎潤燥道而通之

再下

大下後六七日不大便煩不解腹滿痛本有宿食宜再用承氣湯下之

此下後燥屎未盡可再下也大下之後乃邪去正復之時此煩不解而腹

滿痛本有宿食燥屎下之未盡餘熱未清其邪重結再以下後再下之

一條後治胸滿　二條嘔症一宜清一宜溫

陽明病發潮熱大便溏胸滿不去者小柴胡合小陷胸湯

食穀欲嘔者屬陽明也胸中煩熱竹茹湯主之竹茹枇杷葉麦冬蘆根

內無熱小便利口不渴此屬陽明虛欲陰寒邪逆胃也吳茱萸湯主之吳茱萸人参生姜大棗

可下勿過下

陽明病其人多汗以津液外出胃中燥大便必硬硬則譫語小承氣湯主之若一服譫語止勿再服

此汗多胃燥非同實治也熱蒸津液外越故汗多然汗多則胃已乾燥大便必硬胃熱上沖故發譫語若非攻下則邪不除故用小承氣微和胃氣若一服譫語止則不可更服傷其津液也

可下不可下

陽明病譫語發潮熱脈滑而數者小承氣湯主之服藥後腹中轉矢氣者更與一服若不轉矢氣勿更與之若服藥後次日不大便脈反微濇者裏虛也為難治勿復議下

譫語潮熱是裏實但脈見滑數是風熱熾盛而津液必衰只宜小承氣微和胃氣若能轉矢氣即是結熱更服則病除津液自長不轉矢氣乃內熱未實勿更攻之攻之則胃氣皆傷而滑數之脈變為微濇是屬正虛邪實故曰難治

夫實則譫語虛則鄭聲鄭聲者重語也

[illegible]

[illegible]

[illegible]

[illegible]

[illegible]

陽明病其人多汗以津液外出胃中燥大便必鞕鞕則譫語小承氣湯主之

若一服譫語止者更莫復服

[illegible]

[illegible]

[illegible]

陽明病譫語發潮熱脈滑而疾者小承氣湯主之因與承氣湯一升腹中轉氣者[illegible]

[illegible]

虛也為難治[illegible]

[illegible]

[illegible]

[illegible]

[illegible]

夫實則譫語虛則鄭聲鄭聲者重語也

譫語鄭声

胃中實熱上沖於心神識不甯故發譫語心胃陽微邪實正虛而怏

陰氣沖心故為鄭聲聲濁不清而重疊也

死症三条

直視

直視譫語喘滿者死下利者亦死

胃邪上沖於心則譫語下流傷腎陰水耗絕邪盛正敗故主死也心肺受

邪不能生水水絕則死上衝則譫語下流則下利上溢下脫故亦死也

汗多生反

發汗多若重發汗者亡其陽譫語脈短者死脈自和者不死

死症

脈短者津液亡而正氣亦脫陰陽不相附貫故主死

熱入血室

陽明病下血譫語者此為熱入血室汗止在頭荆芥葛根黄芩牡丹皮

麥冬生蒲黄濃煎童便沖服

陽明病脈浮而緊咽燥口苦腹滿而喘發熱汗出不惡寒反惡熱身

重若下之則胃中空虛客氣動膈心中懊憹舌上胎者梔子豉湯主之

若渴欲飲水口乾舌燥者白虎加人參湯主之若脈不浮發熱渴欲飲水

小便不利者豬苓湯主之

三条

一涌越一救液

一道熱

下傷胃氣客氣內陷動膈則心中懊憹迺邪連太陽胸膈當以梔

豉從其高而越之若渴欲飲水口乾舌燥邪已入胃陽熱熾甚以防津

液耗絕故用人參白虎生津解熱而止渴若脈不浮發熱渴欲飲水

小便不利者迺陽明邪熱下流膀胱腑病故以豬苓湯道熱滋乾而

從下解

緩下

趺陽脉浮而濇小便數大便鞕其脾為約麻仁丸主之麻仁白芍枳實大黄厚朴杏仁蜜丸

此太陽邪犯陽明而為脾約也脾胃陰血素虛而發汗以傷胃液則大便艱濇是无内實之比浮為胃氣強濇為津血枯燥邪氣偏於小便下行故小便數所謂浮濇搏大便則難其脾為約迺乾健之陽過盛約束胃枯腸燥大便堅乾豈敢攻下再傷津液故用小承氣加杏麻芍首為丸養血潤腸緩攻裏熱也

三条一生一死

傷寒若吐若下後不解不大便五六日或至十餘日日晡所發潮熱不惡寒獨語如見鬼狀若劇者發則不識人循衣摸床惕而不安微喘直視脉弦者生濇者死微者但發熱譫語大承氣湯主之利勿再服

此邪傳陽明熱極重症也吐下後不解胃津大傷餘邪未盡邪實正虛延過一候邪復猖獗因熱復蒸故不大便不惡寒熱邪冒心神識昏迷所以獨語見鬼不識人欲發狂也循衣摸床微喘直視乃陽熱熾甚陰津將絶之徵欲求脉大為正不可得矣故察其脉弦者生蓋弦屬少陽發生之氣見之乃生氣不離濇乃金熱水絶木枯土旁無濟殘陰告竭故主死也若邪熱微者但發譫語即當承氣一服俾病去而止見劇者不識人乃土氣告竭津液無存若再攻之頃刻竭絶殘陰而死仲景故不出方聽人臨症消息若脉弦者乃生机尚存或以扶元滋陰而救津液兼通大便無不可耳

三条一下一 陽明病發狂棄衣而走登高而歌此陽明實也以承氣急下之如大便不結者大劑

清 白虎湯灌之

結胸 小結胸症正在心下按之則痛脈浮滑者小陷胸湯主之黃連半夏瓜蔞實

痰熱結于心下位低而按之則痛不按不痛陷内之邪原少故為小結胸但脈浮滑乃風熱有餘宜黃連半夏瓜蔞清熱化痰開結脈氣緩解熱邪則愈

痞 但滿而不痛者此為痞宜半夏瀉心湯半夏黃芩乾姜黃連人參甘草大棗

痞下利 傷寒汗後胃中不和心下痞硬乾嘔食臭心下有水氣腹中雷鳴下利生姜瀉心湯主之即前方加生姜

瀉心湯總不離乎開結道熱益胃胃陽虛不能行津液而致痞生姜辛而氣薄能升胃之津液乾姜半夏破陰以導陽黃芩黃連瀉陽以交陰人參甘草益胃安中大棗佐以生姜發散津液通乃破滯宣陽是瀉心之義也

扶正托邪 傷寒脈結代心動悸者炙甘草湯主之炙甘草生姜桂枝人參阿膠生地麦冬麻仁大棗

脈動而中止能自還者曰結不能自還者曰代血氣虛衰不能相續也汗吐下後營衛津液皆傷邪正兩衰正氣不能接續故脈結代而心動悸當養正氣恢復營衛津液則邪自退而脈自復也

少陽 少陽病其證口苦咽乾目眩往來寒熱胸脇痛耳聾胸滿而煩

脈弦細身痛發熱者屬少陽少陽不可發汗發汗則譫語此屬胃胃和則愈不和則煩而悸

少陽不可發汗、、傷胸鬲陽氣及胃中津液邪氣陷入陽明即發譫語故為屬胃或胃不傷邪亦不轉陽明則胃和而愈若津大耗木火燔灼安得不煩而悸耶

本太陽病不解轉入少陽者脇下鞕滿乾嘔不能食往來寒熱未經吐下脈沉緊者與小柴胡湯柴胡黃芩人參半夏甘草姜棗

胸中煩而不嘔去半夏人參加瓜蔞仁　心下痞鞕去大棗加牡蠣　渴去半夏加人參花粉　腹中痛者去黃芩加白芍　心下悸小便不利去黃芩加茯苓

傷寒三日少陽脈小者欲已也

脈不浮大邪微欲解之徵也

仲景原文張璐列入陽明篇中

傷寒三日三陽為盡三陰當受邪其人反能食而不嘔此為三陰不受邪也

太陰為陽明之裡少陰為胃之關厥陰為胃之賊而邪入三陰則胃氣不伸當不食而嘔此能食不嘔即知藏氣安和三陰不受邪矣

仲景原張氏入少陽篇

傷寒六七日無大熱其人煩躁者此陽去入陰故也

傷寒二三日心中悸而煩者小建中湯主之嘔家不可用建中湯以甜故也

心中悸者乃上中二焦陽虛陰逆之徵更加之煩津液亦為不足而邪漸內陵故以小建中和營衛使心脾健旺陰不上干則煩悸止嘔家濕熱素盛建中之甘能助滿故不可用

傷寒胸中有熱胃中有邪氣腹中痛欲嘔吐者黃連湯主之黃連桂枝甘草乾姜人參半夏大棗

此傷寒邪氣傳裡而為下寒上熱也胃中有邪使陰陽不交陰不得升而獨治於下為下寒腹痛陽不得降而獨治於上為胸中熱欲嘔吐與黃連湯升降陰陽之氣

太陽陽明合病

太陽與陽明合病者必自下利葛根湯主之

葛根湯

麻黃 白芍

桂枝 甘草

姜 棗

葛根

合病者為有太陽頭痛惡寒又見陽明目痛鼻乾也邪併於陽則陽實陰虛故下利與葛根以散表邪則陽不實而陰氣平利不除而自止矣葛根能引胃中清陽上行故下利多用之

太陽與少陽合病自下利者與黃芩湯若嘔者黃芩加半夏生姜湯

太陽少陽合病

黃芩湯

芍藥 炙草

黃芩 大棗

太陽少陽合病者謂有太陽症之身熱頭痛脊強又有少陽症之耳聾脇痛嘔而口苦寒熱往來也自利者不因攻下泄瀉也用黃芩以徹熱白芍酸以堅斂腸胃之氣以甘草大棗和其太陰使裹氣和則外症自解矣

三陽合病腹滿身重難以轉側口不仁而面垢譫語遺尿發汗則譫

三陽合病腹滿身重難以轉側口不仁而面垢譫語遺尿發汗則譫

[illegible]

語下之則額上生汗手足逆冷若自汗白虎湯主之

三陽合病

白虎湯

石膏 知母 粳米 炙草

此中暍而引動伏邪齊出三陽也腹滿熱本病身重難以轉側濕本病也面垢遺尿皆中暑膀胱若發汗則傷胃中津液邪氣盡併陽明而發譫語下則徒傷胃陽元氣上脫則額上生汗惟宜白虎一湯解熱生津不礙表裏

二陽併病

大承氣湯

川朴 枳实 大黄 芒消

二陽併病太陽證罷但發潮熱手足漐漐汗出大便難而譫語者下之則愈宜大承氣湯

太陽之邪併入陽明之府始病兩經終歸一府結局故為併病

三陽合病

三陽合病脉浮大上關上但欲眠睡目合則汗百合麦冬炙甘草知母竹葉花粉鱉甲白芍主之

浮為太陽大為陽明浮大在於關上為少陽但欲眠睡熱聚于胆也目合則汗血虚也

太陽與陽明合病為葛根湯太陽少陽合病黄芩湯三陽合病中暍挾伏邪者白虎夏月暴而死者當此條為多其第二條即疫症其併入陽明之條則無所轉折惟以下治

已上各節均見廣筆記原本後則俟考據也

三陰症治 三陰條例從仲聖原文

仲聖原文

太陰之為病腹滿而痛食不下自利益甚時腹自痛若下之必胸下結鞕

太陰

夏秋太陰時令濕邪直入太陰或從三陽傳入太陰即顯腹滿而痛吐食飲不下自利腹滿而脹脉沉細緩乃太陰風濕化而

病熱時流不識遂作陽盡陰盛妄投姜附耗竭真陰而死

仲聖原文

少陰之為病脈微細但欲寐也

少陰

衛氣行陽則寤行陰則寐氣入于陰邪鬱于陰所以不論陰陽

欲寐佐所謂安眠不得眠也

兩途必具但好寐證然必脈微細但欲寐是少陰證若脈浮大

欲眠睡是三陽合病

少陰病得之二三日以上心中煩不得卧黃連阿膠湯主之黃連黃芩

白芍阿膠鷄子黃

風熱入腎耗竭陰水心相無制神志不甯自焚欲死之徵而與

滋字上逆之煩躁迴殊必當滋陰清火急救腎水而制火為主

故用黃連黃芩以清上焦心相之火白芍養陰雞子黃養陰濟

水又清陰分之熱阿膠以滋肝肺腎陰而袪內伏之風也

仲聖原文

少陰病四逆其人或欬或悸或小便不利或腹中痛或泄利下重者

四逆散主之

四逆散

芍藥 炙草

柴胡 枳實

此少陰邪氣挾木乘胃也四逆有陰陽之分寒過肘膝嘔吐腹痛

下利清穀脈沉遲細是為虛寒四逆若口噤舌胎小便黃赤脈

沉而數熱邪內鬱是為陽症四逆蓋腎為胃關邪壅于腎關門

不利所以胃氣不舒又兼木為腎子風氣通肝腎肝邪壅於胃

則胃氣不行四肢故為四逆用柴胡白芍疏通肝胆伸陽氣外達

枳實甘草疏通陽明裏氣，伸胃陽外布，則手足自溫。此方原治厥陰熱厥主方。

少陰病，下利六七日，渴而嘔欬，心煩不得眠者，猪苓湯主之。猪苓、茯苓、澤瀉、滑石、阿膠。

此少陰風熱還胃也。少陰風熱轉入陽明，風濕相搏，逼迫水穀下奔則利，胃氣上逆則嘔，瀉傷津液則渴，火無水制，淫肺則渴而心煩不眠，故以猪苓、澤瀉、滑石宣道濕熱，俾從膀胱而出，阿膠滋陰而祛似風，且助道濕滋乾之力，則不治欬嘔而欬嘔自止。

仲聖原文

厥陰之為病，消渴，氣上冲（撞字）心，心中疼熱，飢而不欲食，食則吐蚘，下之利不止。

風傳厥陰，木火熾甚，縱橫無忌，乘吸胃中津液，兼耗腎水，上渴下消，飲水多而小便少，謂之消渴。但肝氣通心，母邪淫子，故心氣上衝心，心中疼熱；抑鬱胃氣不伸，則飢不欲食，而食即吐蚘。然風木盛而胃氣必衰，誤下傷胃，邪入胃中，肆逼水穀下奔，則利不止。竊擬黃芩湯，原治厥陰本病主方。

仲聖原文

凡厥者，陰陽氣不相順接，便是厥。厥者，手足逆冷者是也。

邪氣傳入於肝，上逆凌胃，木勝土虛而不相和，木鬱胃陽不達四肢，則手足逆冷為厥，謂之陰陽之氣不相順接，四逆散主之。

仲聖原文

傷寒發熱四日，厥反三日，復熱四日，厥少熱多，其病當愈。

傷寒發熱四日，厥反三日，復熱四日，厥少熱多者，其病當自愈

[illegible]

[illegible]

凡厥者，陰陽氣不相順接，便爲厥。厥者，手足逆冷者是也。

[illegible]

[illegible]

[illegible]

[illegible]

[illegible]

[illegible]

先熱後厥者陽氣邪傳裏也

仲聖原文

傷寒厥四日熱反三日復厥五日其病為進厥多熱少陽氣退故為進也

白頭翁湯
黄連 黄柏
白頭翁 秦皮

下利欲飲水者以有熱故也白頭翁湯主之

木火熾甚消爍胃中津液故為有熱當用白頭翁湯清解厥陰邪熱以救胃中津液也

此節占先
庚辛記

三陰病其證有二一者病發於三陽未曾解散以致邪熱傳入於裏雖云陰經病屬于熱糞結宜下腹滿不可按宜下有燥糞協熱下利宜下腹痛下利宜白芍黄芩甘草以和之大便膿血加滑石黄連佐以葛根升麻

竹葉石膏湯
竹葉 石膏
麦冬 參
半夏 甘草
粳米

邪雖入裏糞猶未結宜清其熱渴者竹葉石膏湯不渴或心下痞者宜黄連黄芩白芍枳殼麦冬花粉以清之協熱下利者宜六一散黄連葱湯調服

邪未結于下焦少腹不堅痛而誤用芒硝以伐真陰洞泄不已元氣將脫四君子湯加白芍炮姜大棗佐以升麻葛根柴胡之類（此救誤法也）

四逆湯
炙草 附子
乾姜

若從無陽邪表症從不頭疼發熱寒邪直中陰經此必元氣素虛之人或在極北高寒之地始有是症法宜温補以接其陽附子人參乾姜官桂與之下利清穀者四逆湯主之陽回定退即以平補之劑調之若江蘇地方真陰症甚少即在冬月勿遽用桂附以防其毒此秘法也

春溫夏熱大法 此節即本傷於寒至春為溫病至夏為熱病之大法與上節連絡為一歲之春溫夏熱故不脫上條案也

春溫病發熱口渴不惡寒亦有先微寒後發熱者大抵發熱其常也首用辛涼解散太陽羌活湯陽明白虎湯無汗不嘔者間用葛根湯少陽往來寒熱小柴胡湯渴者去半夏加花粉耳聾熱甚去人參加麥冬知母花粉

夏熱病比春溫邪氣更烈耳解表白虎湯竹葉石膏湯兼太陽加羌活兼少陽加柴胡黃芩發斑白虎湯竹葉石膏湯加元參山梔桔梗大力子連翹青黛若大便閉邪結于內承氣下之 溫熱病其不可治皆屬下元虛

濕熱溫疫多帶陽明以手陽明大腸與肺同開竅于鼻足陽明胃與脾同開竅于口凡邪氣之入必從口鼻故兼陽明證獨多 邪在三陽法宜速逐遲則胃爛發斑或傳入三陰陰水枯竭於法不治

陰陽易之病其人身體重少氣少腹裏急或引陰中拘攣熱上沖胸頭重不欲舉眼中生花膝脛拘急者燒裩散主之 大病差後勞復者枳實梔子湯主之

陰陽易勞復見廣筆記中條例

百合病者百脈一宗悉致其病也其症神思常默然飲食不美亦不惡寒無寒亦熱無熱口苦小便赤百合地黃湯主之

近代醫師鹵莽既不明傷寒治法又不識雜症類傷寒往往妄投汗下之藥以致虛人元氣變症叢生元氣本虛之人未有不因之而斃者矣戒之哉汗下之藥焉可嘗試也

此亦見廣筆記

河間心法 此但言河間之方法所以備用者宜法故不分三陽三陰之症要者前已言之不必累贅矣免脫漏三陰之自明矣

傷寒前三日在表法當汗可用雙解散連進服必愈

若不解病已傳變後三日在裏法當下殊不知下之太早則表邪乘虛入裏遂成結胸痞滿懊憹發黃之症輕者必危但當以平和之藥宜散其表和解其裏用小柴胡涼膈散天水散合而用之

病若在半表半裏小柴胡涼膈主之

若邪傳入裡熱微者微下大柴胡合解毒主之熱甚者大柴胡合承氣下之

病至七八日裏症已甚表熱漸微承氣湯解毒湯

病若胸膈滿悶或喘或嘔渴脈緊盛者梔豉湯

汗吐下三法之後別無異症者涼膈散調之

熱勢已去微熱者以益元散服之此傷寒治法之大要也

傷風自汗脈浮緩雙解散主之

半表半裏白虎湯和之

病在裏脈沉心腹痛譫語煩躁蓄熱内甚用承氣湯合解毒下之

傷暑汗多白虎湯解之

解後桂苓甘露飲調之多進數服無妨

若脹滿腹脹沉承氣合解毒下之

若汗後熱不解脈尚浮蒼朮白虎湯解之

若裏熱内甚陽厥極深皆因失下而成以致身冷脈微昏憒將死
不可用温熱之藥則此陰耗陽竭陰氣極弱謂之耗陽厥極深謂之竭但
進凉膈解毒以養陰退陽宣散蓄熱脈氣漸生大汗而愈
未愈以解毒合承氣下之次以解毒凉膈天水合而爲一調和陰陽洗滌藏
府則別病不生
大下之後熱不退再三下之熱愈甚脈微氣弱陰氣極衰當養陰生津人
參白虎湯
傷寒結胸脈浮不可下是表邪尚在小柴胡合小陷胸湯
脈雖浮而熱極者承氣利之
或有留飲過度濕熱内生自利不止其熱未退解毒湯主之
陽盛發斑凉膈散大力子
怫鬱熱甚在表躁而無汗濕熱在裏不能發外相搏遂成發黄茵
蔯湯調五苓散甚者茵蔯合承氣下之
心煩不得卧梔子湯
悞下太早遂成結胸虚痞凉膈散加枳桔
剛柔二痓譫語發狂踰越垣井皆陽熱極甚者承氣合解毒湯下之
汗下之後煩渴飲水則凉膈四苓散甘露飲益元散送而用之小便不通五苓
泄之大便閉承氣氣湯下之

此中有古人治傷寒不傳之妙，後之學者其慎寶之。

雙解散 治風寒暑濕表裏三焦俱實。

荆芥　薄荷　防風　黄芩　連翹

山梔　石膏　滑石　桔梗　甘草

涼膈散 通治三陽上焦之病。

薄荷　連翹　黄芩　山梔　花粉

桔梗　知母　滑石　甘草

小柴胡湯 治少陽症往來寒熱。

柴胡　黄芩　人參　半夏　甘草　陳皮

黄連解毒湯 治一切火熱表裏俱盛。

黄連　黄芩　黄柏　山梔　石膏

道赤各半湯 熱入心包，神昏譫語，不思飲食，形如醉人。

生地　木通　黄連　甘草　知母

滑石　麥冬　山梔　黄芩　犀角

甘露飲 治三陽熱毒上沖，因傷寒熱咽痛。

知母　麥冬　連翹　薄荷　桔梗

黄芩　元參　石膏　滑石　甘草

大柴胡湯 表病未除，裏症又急，脉洪或沉實弦數。

柴胡　黄芩　白芍　枳實　大黄　甘草

承氣湯　治陽明府病痞滿燥實堅全見

大黄　朴硝　枳實　厚朴　甘草

白虎湯　治陽明病不惡寒反惡熱

石膏　知母　甘草　麦冬　粳米

小陷胸湯　治小結胸按之則痛

黄連　半夏　瓜蔞　枳實

茵蔯蒿湯

茵蔯　大黄　山梔

天水散　治中暑表裏俱熱

滑石　甘草

梔子豉湯

淡豆豉　山梔

五苓散　治太陽之熱傳入膀胱之府

白朮　茯苓　猪苓　澤瀉　桂枝

右方河間調理傷寒曲盡其妙百發百中後之學者詳辨脈症審而用之超沉疴于指掌策功以活人方知其妙也

桂苓甘露飲　治中暑受濕引飲過多頭痛煩渴濕熱便秘

桂枝　茯苓　白术　澤瀉　豬苓
滑石　石膏　寒水石
張子和加藿香木香葛根人參
葛根石膏湯　雙解陽明少陽表裏
葛根　柴胡　黄芩　石膏　陳皮　甘草
荆防甘桔湯　治敵熱在裏暴受外束
荆芥　防風　甘草　桔梗　薄荷　大力子
清燥湯　治秋燥傷肺
桑葉　石膏　人參　麥冬　杏仁
犀角地黄湯　治衄血咳血吐血陽明外感之症
阿膠　黄芩　知母　花粉　枇杷葉
犀角　山梔　荆芥　丹皮　赤芍
生地　黄芩
消毒犀角飲　治發斑發疹
荆芥　防風　連翹　黄芩　桔梗
犀角　大力子
百合病
無分經絡百脈一宗悉致其病欲食不食欲卧不卧欲行不行也

[illegible]

寒無寒如熱無熱小便時常默默有神靈

百合病汗後傷太陽者百合知母湯　誤汗傷太陽溺時頭痛少知母救肺之陰使膀胱水藏知有母氣救肺即所以救膀胱

下後傷少陰者滑石代赭湯　誤下傷少陰者溺時淅然以滑石上通肺下通太陽之陽恐滑石通府利竅仍蹈出汗之弊乃複代赭重鎮心經之氣使無汗泄之虞救膀胱之陽即所以救肺之陽

吐後傷陽明者百合雞子黃湯　誤吐傷陽明者以雞子黃救厥陰之陰以安胃氣救厥陰即所以奠陽明救肺之母氣

不經汗吐下者百合地黃湯　百合病本于君主不寧因而薰灼相傳百合為之調劑于其間則炎者息而燥者潤君臣道合而百脈交和

冬温

冬時有非節之暖未至而至即為不正之氣獨冬不藏精之人腎氣外泄腠理不固溫氣襲人感之為病此為冬温脈寸洪尺數或實大心煩嘔逆身熱不惡寒頭疼身重面腫欬嗽咽痛下利與春温無異而時令不同也陽旦湯桂枝白芍甘草黄芩加桔梗茯苓若寒食停滯加厚朴温散其中若被嚴寒抑遏畏寒發熱汗不出而煩躁者加麻黄石膏若發斑犀角元參射干黄芩葛根甘草若大便泄而譫語脈

虛小手足冷者皆不治也　温毒發斑熱毒內攻不得散蘊于胃府發出肌表凡足冷耳聾胸中煩悶欬嗽嘔逆燥熱起臥不安者便是發斑之候其脈浮沉俱盛其症心煩悶嘔逆喘欬甚則面赤身赤狂亂躁渴咽腫痛狂言下利最為危候斑如錦紋黃連黃芩黃柏山梔若無汗狂妄黃連黃芩黃柏石膏麻黃山梔香豉斑不透犀角大青元參黃連黃芩黃柏山梔甘草如脈虛熱甚本方去芩連加人參生地凡發斑紅赤胃熱紫為胃傷黑為胃爛青紫者十死一生

痧疹

痧疹是手太陰肺足陽明胃二经之火熱發而為病小兒居多亦時氣瘟疫之類咳嗽噴嚏煩燥泄瀉宜辛涼甘寒荊芥防風薄荷牛蒡子石膏知母連翹木通枳殼桔梗甘草竹葉冬天寒甚痧毒為寒氣鬱於內不得透出加蜜炒麻黃蟬退　痧疹泄瀉慎勿止瀉則陽明之邪熱得解亦表裡分消之義　痧疹熱壅於肺逆傳心包喘咳煩悶躁亂狂越竹葉石膏西河柳牛蒡子荊芥元參甘草麦冬葛根知母蟬退薄荷冬米　風瘟相搏而為疹大力子蟬退貝母薄荷馬勃甘草　痧後牙疳雄黃牛黃共燃冰片研勻吹之內服荊芥連翹元參乳葛黃連甘草生地犀角　痧後元氣不復脾胃弱白芍甘草扁豆蓮肉山藥青黛麦冬如醒用參朮　痧後下積滯黃連升麻葛根甘草黃芩白芍山藥滑石　痧後瘧鱉甲山查橘紅白芍米仁甘草麦冬知母茯苓葛根柴胡

温熱全書

此書係從同里友人金秋濤兄處抄本滴之日期早用之良丞而未見刻本趙菊人業香巖一派傳授 庚戌貴斧南六十三歲春月記

傷寒乃冬月太陽司令冰凍嚴寒觸冒寒邪即惡寒發熱頭疼腰痛脈浮而緊其邪傷於太陽營分謂之傷寒若自汗惡風脈浮而緩迺風邪傷於太陽衛分謂之傷風若無汗脈緊而煩躁者迺風寒兩傷營衛此三症總為傷寒 若春月頭疼身熱而惡風寒不渴者迺感風寒之邪即病則為時氣溫病 若夏月頭疼身熱耳聾渾渾焞焞或發斑疹乃感時令熱邪即病而為熱病 若在長夏太陽病關節疼痛而煩脈沉而細小便不利大便反快名為濕溫病 若秋分已後身熱微微頭疼灑淅惡寒即秋時感涼謂之燥病今之俗醫概作傷寒發表攻裏誤殺蒼生詎不痛哉殊不知三時感冒皆入手經不在足經受病也春夏之病大抵手厥陰心包手少陽三焦二經居多惡寒發熱

此言溫熱無頭痛少別傷寒之太陽經痛也其挾風者亦有脹痛而近時之人多肝陽經痛者一旨外感亦經痛須臨時辨之 庚戌記

經云少陰所至為惡寒戰慄邪感心包絡經熱伏于內邪正相搏鬱遏經氣不達于外所以惡寒少頃氣達於表即身發熱但無頭疼而脈微洪宜辛涼發泄若不惡寒身熱自汗乃三焦手少陽病脈當右手浮洪而盛溫熱解表湯蓋傷寒入足經溫熱是手經之病也

溫熱解表湯

蘇葉 淡豆豉 杏仁 連翹 桔梗 山梔 滑石

考解表湯加減法乃前輩示人之變通加減進退之門徑近人用方其道數倍方得有效亦見之猶貴隨時變更不可拘執

川通艸　發斑加牛蒡、玄參　舌絳邪入營中加鬱金、犀角　嬉笑錯語邪入心包加川貝、石菖蒲　舌乾燥無津去蘇葉加生地、麥冬　化斑解毒加銀花、人中黃、菉豆衣　咽痛加射干　黃疸加羚羊角　脈虛加人參　大便閉加鮮生地

頭痛　前言無汗發熱此言頭痛但分兩岐而發痛雖連屬而發有一種滿於不適肩面太陽痛頭疼也於此人亦不細分矣前成化

手少陽之脈起于手小指次指之端循臂上入缺盆布膻中散絡心包下膈徧屬三焦其支者從耳後入耳中卻出至目銳眥故邪入少陽氣壅于上則頭痛連耳後皆痛甚則耳聾耳鳴渾渾焞焞

惡風

邪入三焦在於腠理肌表之間則毫毛灑洒而惡風宜辛涼解表蓋溫熱之邪即溫熱之風為病故經謂風者百病之始也

不可汗　此前言不可汗後言辛涼汗法陰發汗者溫邪忌麻桂羌紫之辛溫升散發汗當辛涼滋液助陰發汗也當成化

手少陽證身熱頭疼自汗是因火邪屬陽善開腠理不可發汗若誤汗必有亡陽津脫脈代之變若邪內向無汗煩燥口渴心悶則宜辛涼透表合解毒湯而兼滋陰使邪從汗而解也

不可下

熱病四五日不大便腹無所苦但口渴躁煩邪猶在膈慎不可下必邪傳胃府頭腹痛滿悶狂言譫語大便不通生地大黃湯下之曾治熱病煩躁

口渴大便不通用黃連解毒湯一二劑自汗出而大便解要知邪熱在上裏氣不和故不大便也

生地大黃湯

生地　大黃　當歸　白芍　枳實

厚朴　金銀花　甘草

胸脇滿

外邪傳入胸中而與内痰相合壅塞氣道則作胸滿蓋表邪入裏先入于胸次入于脇而後入胃故先胸痛多帶表症宜梔豉湯加枳桔治之若脇滿乃屬足少陽當以小柴胡合小陷胸治之

柴陷湯

柴胡　黃芩　半夏　川連　瓜蔞實

桔梗　甘草　枳殼

班疹

經云少陰所至為瘍疹身熱故疹屬少陰隱于皮膚之内少陽所至為嚏嘔瘡瘍故班屬少陽發于皮膚之上即時令風熱傳於肺胃發于肌肉皮膚而為班疹重者發熱一二日即出輕者四五日方出有隨出隨退者有發遍一身又復一身者有稀疎笈點者有稠密如麩者須看班色鮮紅者吉紫赤者險淡白者危黑色者死班不可汗汗即班爛又不可下下則班毒内陷害人

當扶元氣兼化斑

消毒犀角飲

犀角、荊芥、生甘草、牛蒡、防風、桔梗、薄荷

懊憹

撤邪鬱於胸中欲泄不泄擾亂胸膈心神不安鬱悶極而為懊
懊憹當以梔豉湯治之

口燥舌乾

邪傳胃中津液枯竭不能上供白虎人參湯若傳腎經欲寐無
表熱乃腎水枯竭不能上供口舌六味湯加知柏麥冬花粉若舌芒刺
大便不通下之若汗後舌乾口燥急宜滋養津液為主若兼吐血衄血者宜以
犀角地黃湯主之

舌胎

邪傳半表半裏則生白胎傳裏則黃胎熱極則黑胎若舌上無胎而赤
紫乾光者謂之鏡面舌因水枯不能上溉于舌心包火盛自焚而死之證
須清凉解毒蓋溫熱病未易傳胃無胎者多不可作邪未入裏以致
僨頭爛額而死若見黃白黑胎是濕熱為病也

吐血

火邪入裏擾亂血分內合心包血熱妄行故吐血犀角地黃湯若有表邪兼散表若素有陰虛失血重感熱邪者宜滋陰抑陽為主經謂熱病汗不出者死證也

衄血

少陰所至為鼻衄邪火傳于肺經或入陽明故見衄血是邪從衄出病欲解矣若不解者乃熱邪熾甚犀角地黃湯加薄荷山梔麥冬花粉但衄後身涼脈小者愈反大熱脈躁急者死汗不出者亦死

便血

衝為血海得熱血必妄行男子下血譫語其邪熱由陽明而傳婦人寒熱似瘧此為熱入血室脈乍濇乍數或沉或伏血熱交併則脈洪盛凡下血身熱脈大急硬不和者死

四物阿膠湯

生地 歸身 白芍 川連 阿膠

金銀花 地榆 烏梅 甘草

嘔吐

少陽症嘔吐是火邪入胃氣逆不降也亦有停痰積飲所致二陳湯加苓連竹茹

死症

呃者乃邪傳于胃而挾痰氣上逆于肺肺不受邪還及於胃肺胃二氣搏擊則為呃逆橘皮竹茹湯或下焦虛火上行沖肺亦呃或服寒涼抑遏胃氣而呃凡見呃者病重甘草瀉心湯若脈沉細濇弱手足厥逆者死瘀血犀角地黃湯胃寒丁香柿蒂湯甘草瀉心芩連老半夏甘姜寒痞好

自利

黃芩湯有芍黃芩甘草大棗天水散滑石甘草

外邪傳入于胃逼迫水穀下奔則作自利經云暴注下迫皆屬於熱少陽所至為暴注也黃芩湯合天水散加江枳殼白桔梗黃鬱金

譫語

涼膈去硝黃加犀連方妙芩黑梔薄荷連翹甘草犀角川連

熱邪直傳心包蒙蔽神明涼膈散去硝黃加犀角黃連治之

發狂

手少陽熱邪傳入心包似狂非狂僅顯狂言譫語躁亂不寧或喜笑不休經謂心風之狀須察緩急治之勢緩而帶表者紫蘇香豉湯合黃連解毒湯或加生地麥冬犀角之類急者牛黃清心丸此由手經之邪居於心包膈上非足陽明胃實之症可用下法也誤下則傷胃氣漸至神昏不語劇者致死或胃瘀血發狂桃仁承氣湯下之

心悸

靈樞云手厥陰是動則心中憺憺大動包絡邪盛故築築大動恍惚不安悸也輕者以涼膈散加生地玄參丹參或火邪初入心包心悸而煩躁表

邪未散者梔子豉湯加生地麥冬丹參玄參若喜笑不休而動悸者牛黃清心丸黃連解毒湯加犀角治之或水停心下而悸者五苓散氣虛而悸者心不煩亂口不作渴歸脾湯

戰慄

少陰所至為惡寒戰慄邪入心包熱收於內邪正相搏而致也當以梔豉湯散表為主或一七二七正氣未復邪正相爭送邪外出則身首皆動乃作發戰而解不必服首用清脾湯稍助胃氣若慄則鼓頷而不戰此元陽虛薄不能驅邪外出乃為敗症必死用人參補元

腹痛

熱邪傳入大小腸間邪正相搏氣不疏通故作腹痛若帶表香附紫蘇葉淡豆豉木香枳實入裏黃芩湯加枳殼木香厚朴若自利痛甚者死症也

吐蚘

熱邪入裏擾亂胃氣不安則蚘隨風熱上湧而吐也川楝烏梅黃連黃柏主之不似冬月傷寒胃寒吐蚘而用大熱之劑若厥逆者死

厥陰木旺尅土胃中空虛蚘聞食氣則出蚘因生冷之物與濕熱之氣相成故寒熱互用以治之

煩躁

腹痛

心熱為煩，腎熱為躁。邪入少陽，脈絡心包，故發煩躁。有表證者，香豉湯；表解者，解毒湯；表裏兼熾，三焦大熱，煩躁大渴者，香豉合解毒，或三黃石膏、白虎湯；煩甚加犀角。如熱傳腎，水虛火旺，上沖而煩躁者，急宜滋陰以救腎水為主，黃連阿膠湯、黃連解毒湯合地黃、麦冬、知、柏。不似冬月風為陽煩，寒為陰躁，治法逕庭。

煩者，胃中煩，為內熱也。躁者，身體手足躁擾，或裸體不欲近衣，或欲投井中，為無根之外熱，急以附子理中熱藥治之。投以涼藥，則周身之火得水則走，頃刻喘汗外脫而死也。

按：內熱曰煩，為有根之火；外熱曰躁，為無根之火。故但躁不煩，及先躁後煩，俱主死。

三黃石膏湯

酒炒黃連　酒炒黃芩　酒炒黃柏　知母

山梔　石膏　羌活　甘草　麻黃　豆豉

加葱、姜，地漿水煎。

黃連阿膠湯

川連四两　阿膠三两　白芍二两　黃芩一两　雞子黃二枚

咽痛

少陽所至為喉痺，因風熱之邪隨經上至咽喉，火氣搏結則痛，甘桔湯

荷山豆根元参若邪犯少陰而痛者滋陰降火猪膚湯地黄湯之類

小便不利

熱邪傳於下焦熱鬱不散三焦氣逆不能决瀆故小便不利宜天水散五苓散若舌胎黑不大便而小便不利通腎水津液皆竭六味湯加麦冬知母滋陰養水若小便數者熱邪傳裏氣化為熱其梲下迫但宜黄連解毒兼滋其陰内加滲利之藥清利其熱則不數矣

遺溺

火邪逼廹神識不清膀胱氣虚而熱故致遺溺地黄湯或肝经風熱者加柴胡加山梔肺氣虚當補肺氣若三陽合病腹滿身重難以轉側口不仁而面垢譫語遺尿人参白虎湯若狂言直視遺尿乃腎絶死症也

驚惕脈代

少陰所至為驚惑微邪傳於三焦包邪正兩虚則驚惕脈代人参生地丹皮茯神硃砂犀角之類若汗下後氣血兩虚者炙甘草湯然温病中此症最多當知驚惕脈代者虚脈不代者實脈代能食者愈不能食者死

炙甘草湯 柯韻伯以麻仁易枣仁安神结代可和悸動可止

炙草 桂枝 生姜 人参 生地

阿膠 麦冬 麻仁 大枣

不語

不語之症，俗名噤口傷寒。世有其症，無其書，故補言之。有表邪不語者，惡寒發熱，無汗，六脈浮滑或沉伏模糊，宜辛溫發散，羌活敗毒散倍加石菖蒲、半夏開竅豁痰。　有裏熱不語者，口乾唇焦，有汗，六脈沉數，宜清其裡熱，則諸竅通達，導赤各半湯。　有食氣不語者，暮熱胸滿，唇不焦，口不渴，脈滑大或沉伏，保和散加石菖蒲、白豆蔻。　有痰迷不語者，胸膈滿悶，嘔噁，渴，右關脈滑，導痰湯加山梔、黃連、竹瀝，大便不通加元明粉治之。　有疫毒不語者，宜清涼解毒，先用敗毒散解表，次用芳香泄熱治之。

伏氣溫病篇　伏氣可入四時之氣論尚須檢查

山陰孫夢蘭編　　楊云書屋輯

溫病有二：一曰外感溫病，一曰伏氣溫病。外感溫病即葉氏所謂溫邪上受，首先犯肺是也。伏氣溫病即內經所謂冬傷於寒，春必溫病是也。外感治法，時賢論之詳矣。伏氣之治，惟葉天士、王孟英醫案稍稍見及之，然散見雜出，讀者苦焉。書窗多暇，草成此篇，非敢云作，不過薈萃名言，聯綴成篇而已耳。

伏氣溫病自內達外，初起脈必軟數或弦，或微數，舌潤無苔，苔則深紅。

伏氣溫病初起微惡寒者，外邪引動伏邪也，宜用辛涼蔥豉湯主之。

蔥豉湯方

蔥白一握　香豉三合　水煎一盞，候一次，日三服

伏氣溫病二三日，神氣躁亂，驚懼不眠，舌赤口乾，脈數者，邪在營分也，宜神犀丹合紫雪與之。

神犀丹方

犀角　石菖蒲　黃芩　鮮地　銀花

金汁　板藍根　連翹　香豉　元參

花粉　紫草　生為末，麥麩為丸，重每用三兩水送

下小兒減半，無金汁以人中黃代之。此係葉氏方，分量不載。

紫雪

黄金百兩　寒水石　慈石　石膏　滑石各三斤　以水一斛煮取四斗去滓入後藥

羚羊角　犀角屑　青木香　沉香各五斤

丁香一兩　元參　升麻各一斤　炙甘草八兩　入前藥汁中煮取一斗五升去滓入

朴硝十斤　硝石四斤　為末用微火熬以柳木不住手攪之候有七升投在瓦盆中半日將凝時入硃砂細三兩當門麝香一兩半攪調和冷透煎成霜雪而紫色

新汲水調下或[illegible]薄荷汁下亦可

伏氣溫病初起肢冷脈伏者但看面垢齒燥舌絳溺赤便熱深厥深徑投涼解切勿遲疑誤用溫熱禍不旋踵

伏氣溫病肢冷脈伏溺澀管痛嘔惡煩躁徹夜不瞑口渴舌絳甚至神昏譫語下利黃水者（亦有利青水或紅水者）急宜清營分熱毒如白頭翁湯及銀花連翹知母石斛梔子羚角犀角丹皮鮮生地石膏花粉麥冬等味

張仲景白頭翁湯方

白頭翁　秦皮　黄連　黄柏

伏氣溫病嗌中痛起白點者熱毒上竄也宜仿仲景豬膚湯之意一味清潤如生地麥冬白芍元參丹皮貝母生甘草等味若飲

水郎瘡耶紅聲啞口出臭氣者宜加龍胆草馬兜鈴板藍根青黛石膏銀花蔞施子黃柏犀角等味外治用錫類散吹之最效

錫類散 方出尤氏金匱翼

象牙屑 畧焙 濂珠 各三分 青黛 六分 梅片 三厘 壁錢 二十个 土木板上者 西牛黃 人指甲 焙研各五厘 共為細末

伏氣溫病不可發汗發汗則變証百出為難治

若發汗已血從上溢或由口鼻或由目出此名下厥上竭王氏犀角地黃湯主之

王晉三犀角地黃湯 方見古方選註

犀角汁 連翹 三錢 生地 五錢 生甘草 五分

水兩鍾武火煎至一八分去渣入犀角汁和服

若發汗已身重鼻鼾語言難出自汗口渴手足瘛瘲邪熱淼漫三陽精液劫奪神機失運急宜清熱滿津如白虎湯加西洋參百合竹瀝麦冬竹葉絲瓜絡之屬

張仲景白虎湯方

若發汗已倏然昏厥不醒，宜大劑犀羚、蘇貝、知母、花粉、元參、銀花調
局方至寶丹灌之

局方至寶丹方

犀角兩 硃砂兩 琥珀兩 玳瑁兩 牛黃五錢

麝香五錢 右藥研細末，以水安息重湯熬作膏丸，蠟護

伏氣溫病不可利其小便，誤利之，其禍不可勝言。或脈象微弱，
神氣昏憊，或心中動悸，溲溺疼痛，急救陰液為首轉機，宜
復脈去薑桂麻仁人參，加西洋參、知母、花粉、竹葉、蘆根之屬

復脈湯原方 須去桂枝、生薑、人參、大棗、麻仁，斟酌之

炙甘草 生地黃 麥冬 麻仁 桂枝

生薑 人參 阿膠 大棗

伏氣溫病，頭汗淋漓，腹滿心煩，徹夜不眠，面赤足冷，舌絳
口渴，氣逆莖縮，脈弦洪豁大，左手甚尤甚，此真陰素虧，
值春發泄司令，心陽外越，因風鴟張，宜急以龍、牡、犀角、珍
珠、龜甲、阿膠、貝母、竹瀝、辰砂、小麥、花粉、麥冬、茯苓為大劑，投
之外更以重炭醋以斂陰，撲蠣粉以止汗，搗附子粉貼湧泉穴

以引熱下行

伏氣温病服清解營陰藥已，服顯消散，苔轉黃厚者，邪由營分而達于氣分也，宜元參、銀花、生石膏、知母、梔子、鮮斛、黃芩、蘆根等味。

服前藥已，苔退舌淡，逾一二日舌復乾絳，苔復黃燥者，以伏邪重而未能一齊外出也，仍宜犀角、元參、生地、丹皮、知母、銀花、連翹、竹茹等清衛涼營。

伏氣温病雖熱退，而頭面汗多，嬾言倦寐，小溲欲解不通者，邪去而真陰未復也，宜西洋參、生地、麥冬、白芍、金鈴子、炙甘、白芍、鮮斛、小麥、紅棗等味；若數數瞑不眠，心左偏頭微痛者，用女貞子、旱蓮草、桑葉、菊花、貝母、牡蠣、竹茹、海[illegible]、羚角等物。

此篇係乃王士雄法

致邵氏四時病機，伏氣為第一條，須者考之。

仲景先師傷寒論曰：冬傷於寒，春為温病；至夏為熱病。孙君祖恭天士、士雄治法，聯為一編，載之周雪樵醫學報中，因之韓而列入。然伏氣之病，前賢論者已多，惟所見最詳要者，當到陳光道傷寒辨症、傷寒伏氣逐條分辨，蓋祖劉守真、王安道兩家而暢發之也。辛亥七月八日觀讀記之。

[illegible]

[illegible]

[illegible]

葉香巖先生時氣溫熱論註

外感溫熱篇 序

章虛谷曰仲景論六經外感止有風寒暑溼之邪論溫病由伏氣所發而不及外感或因書有殘闕皆未可知後人因而穿鑿附會以大青龍越脾等湯證治爲溫病而不知其實治風寒化熱之證也其所云太陽病發熱而渴爲溫病是少陰伏邪出於太陽以其熱從內發故渴而不惡寒若外感溫病初起邪有微惡寒者以風邪在表也亦不渴以內無熱也似傷寒而實非傷寒如辨別不清多致誤治因不悟仲景理法故也蓋風爲百病之長而無定體如天時寒冷則風從寒化而成傷寒溫暖則風從熱化而爲溫病以其同爲外感故證狀相似而邪之寒熱不同治法迥異豈可混哉二千年來紛紛議論不能剖析明白葉天士先生出始辨其源流明其變化不獨爲後學指南而實有補仲景殘闕厥功大矣爰釋其義以便覽焉

[illegible]

[illegible]

[illegible]

溫邪篇

香巖曰。溫邪上受。首先犯肺。逆傳心包。肺主氣屬衛。心主血屬營。辨營衛氣血雖與傷寒同。若論治法。則與傷寒大異也。

華岫雲曰。此所論溫邪。乃是風溫濕溫之由於外感者。非冬傷於寒。至春發爲溫病之伏氣也。

吳鞠通曰。溫邪由口鼻而入。自上而下。鼻通於肺。肺者皮毛之合也。溫者火之氣。風者火之母。故病始於此。

章虛谷曰。諸邪傷人。風爲領袖。故稱百病之長。即隨寒熱溫涼之氣。變化爲病。故經言其善行數變也。

冬季風從寒化。故先受於足經。風從熱化。故先受於手經。所以言溫邪上受。首先犯肺。肺由衛分而入肺經也。以衛氣通肺。營氣通心。而邪自衛入營。故逆傳心包也。內經言心爲一身之主。受邪則神去而死矣。然心包絡受邪。已屬危險也。夫風寒先受於足經。當用辛溫發汗。風溫先受於手經。宜用辛涼外解。上下部異。寒溫不同。故治法大異。

王士雄曰。溫邪始從上受。病在衛分。得從外解。則不傳矣。不從外解。必致裏結。是由上焦氣分。以及中下二焦者爲順

傳，惟包絡上居膻中，邪不外解，又不下行，易於襲入，是以內陷營分者，為逆傳也。

蓋傷寒之邪，留戀在表，然後化熱入裏；溫邪則熱變最速。未傳心包，邪尚在肺，肺主氣，其合皮毛，故云在表。在表初用辛涼輕劑。挾風則加入薄荷、牛蒡之屬；挾濕加蘆根、滑石之流。或透風於熱外，或滲濕於熱下，不與熱相搏，勢必孤矣。

傷寒邪在太陽，必惡寒甚，身熱者，陽鬱不得伸，而邪未化熱也。傳至陽明，其邪化熱，則不惡寒，始可用涼解之法。若為有惡寒，仍當溫散。若溫邪為陽，只宜輕散，儻重劑大汗而傷津液，反化燥火，則難治矣。始初解表用辛涼，須避寒凝之品，恐遏其邪，反不易解也。或遇陰雨連綿，濕氣感於皮毛，須解其表濕，使熱外透易解；否則濕閉其熱而內侵，病必重矣。其挾內濕者，清熱必兼滲化之法，不使濕熱相搏，則易解也。

不爾，風挾溫熱而燥生，清竅必乾，謂水主之氣不能上榮

熱入於營，舌色必絳。風熱無濕者，舌無苔，或有苔亦薄也。熱兼濕者，必有濁苔，而多痰也。然濕在表分者，亦有薄苔，其脈必細濡也。

吳茭山云：凡氣中有熱者，當行清涼薄劑。吳鞠通云：治上焦如羽，非輕不舉也。

天士先生景岳發揮嘗云：人之體質，西北人亦有弱者，東南人亦有強者，不可執一而論。故醫者必先議病而後議藥。上焦溫證，治必輕清，此一定之理法也。

汪謝城云：急急透斑，不過涼血清熱。俗醫必以胡荽、浮萍、西河柳為透法，大謬。

若斑出熱不解者，胃津亡也。主以甘寒，重則如玉女煎，輕則如梨皮、蔗漿之類。或其人腎水素虧，雖未及下焦，先自彷徨矣，必驗之於舌。如甘寒之中加入鹹寒，務在先安未受邪之地，恐其陷入易易耳。

尤拙吾曰：蘆根、梨汁、蔗漿之屬，味甘涼而性濡潤，能使肌熱除而風自息，即內經風淫於內，治以甘寒

之旨也

發出則邪已透營理當退熱其熱仍不解者故知其胃津亡水不濟火當以甘寒生津若腎水虧者熱尤難退故必加鹹寒如元參知母阿膠龜版之類所謂壯水之主以制陽光也

王士雄曰本條云以甘寒重則如玉女煎者言如玉女煎之地黃石膏同用以清未盡之熱而救已亡之液上文曾言邪已入營故變白虎加人參法而爲白虎加地黃法也

若其邪始終在氣分流連者可冀其戰汗透邪法宜益胃令邪與汗併熱達腠開邪從汗出解後胃氣空虛當膚冷一晝夜待氣還自溫暖如常矣蓋戰汗而解邪退正虛陽從汗泄故膚漸冷未必即成脫證此時宜令病者安舒靜臥以養陽氣來復旁人切勿驚惶頻頻呼喚擾其元神使其煩躁但診其脈若虛軟和緩雖倦臥不語汗出膚冷却非脫證若脈急疾躁擾不臥膚冷汗出便爲氣脫之證矣更有邪盛正虛不

能一戰而解，停一二日再戰汗而愈者，不可不知。

魏柳洲曰：脉象忽然雙伏或單伏，而四肢厥冷，或爪甲青紫，欲戰汗也，宜熟記之。

邪在氣分，可冀戰汗，法宜益胃者，以汗由胃中水穀之氣所化，水穀氣旺，與邪相併而化汗，邪與汗俱出矣。戰後膚冷復溫，亦不可驟進補劑，恐餘邪未淨，復熾也。至氣脫之症，尤當細辨。若脉急疾，躁擾不臥，而身熱無汗者，此邪正相爭，吉凶判在此際。如其正勝邪，卻即汗出身涼，脉靜安臥矣。倘汗出膚冷，而脉反急疾，躁擾不安，即為氣脫之候。或汗已出，而身仍熱，其脉急疾而煩躁者，此正不勝邪，即內經所云陰陽交，交者死也。

王雄按：以心肺同居膈上，溫邪不從外解，易於逆傳，故首言內陷之治，次明救液之法，末言不傳營者，可以戰汗而解。此第邪既始終流連氣分，以冀初在表者，夫溫熱之邪，迥異風寒，其感人也，自口鼻入，先犯於肺，不從外解，則裹結而順傳於胃，胃為陽土，宜降宜通，所謂腑以通為補也。故不

章卽有分消走泄以開戰汗之門戶云云，可見益胃者，疏瀹其樞機，灌溉乎湯水，俾邪氣鬆達，與汗偕行，則戰可以成功也。卽暑疫之邪在膜原者，治必使其邪潰散，直待將戰之時，始令多飲清米湯或白湯，以助其作汗之資。且戰汗在六七朝或旬餘者居多，若待補益而始戰解者，間亦有之，以其正氣素弱也，然亦必先和在表之候也。

再論氣病有不傳血分，而邪留三焦，亦如唐本作猶之傷寒中少陽病也。彼則和解表裏之半，此則分消上下之勢，隨證變法，如近時杏朴苓等類，或如溫膽湯之走泄。因其仍在氣分，猶可望其唐本作猶有戰汗之門戶，轉瘧之機括。唐本有也字

沈堯封曰：邪氣中人，所入之道不一。風寒由皮毛而入，故自外漸及於裏；溫暑由口鼻而入，伏於脾胃之膜原，與胃至近，故邪向外則由太陽少陽轉出，邪氣向裏則徑入陽明。

章注：凡表裏之氣，莫不由三焦升降出入，而水道由三焦而行，

故邪初入三焦，或胸胁满闷，小便不利，此当展其气机，如杏朴温胆之类，辛平甘苦以利升降而转气机，开战汗之门户，为化疟之丹头。

王注云：分消上下之势者，以杏仁开上，厚朴宣中，茯苓导下，似指湿温，或其人素有痰饮者而言，故温胆亦可用。若风温到气分，可清气，如栀芩蒌苇等味，寒滞固不可乱投，朴苓亦为禁剂。夫感受风温湿温者执之，邪重则为时感（俗称时气，热一日作，朝轻暮重，即类疟，或热旬者），若间日作疟或三日一作，信云三子疟因属时邪，当以时感法治，不得以正伤寒之正疟也。惟疟痢最多兼夹之病，宜细审之。

大凡看法，卫之后方言气，营之后方言血。在卫汗之可也，到气才可清气，入营（唐本作乍入营分）犹可透热转气（唐本作仍转气分而解），如犀角、元参、羚羊等物，入血（唐作至于入血）就恐耗血动血，直须凉血散血，如生地（即鲜生地）、丹皮、阿胶、赤芍等物。否则（唐本作若）前后不循缓急之法，虑其动手便错，反致慌张矣。

仲景辨六经證治，於一经中皆有表里深浅之分，温邪虽与伤

寒不同，其治皆由營衛，故先生於營衛中又分氣血之淺深也。

溫病初感，發熱而微惡寒者，邪在衛分；不惡寒而惡熱，小便色黄，已入氣分矣；若脉數舌絳，邪入營分；若舌深絳煩擾不寐，或夜譫語，已入血分矣。邪在衛分，汗之宜辛涼輕解。華岫雲注：辛涼開肺，便是汗劑，清氣熱不可寒滯，反使邪不外達而內閉，則病重矣。故雖入營，猶可開達，轉出氣分而解，倘不如此細辨施治，動手便錯矣。王氏云：外感溫病，如此看法，風寒諸感，無不皆然，此古人未達之旨。

若伏氣溫病，自裏出表，乃先從血分而後達於氣分，故起病之初，往往舌潤而無苔垢，但察其脉，或弦或微數，口未渴而心煩惡熱，即宜投以清解營陰之藥，迨邪從氣分而化，苔始漸布，然後再清其氣分可也。伏邪重者，初起即舌絳咽乾，甚有肢冷脉伏之假象，亟宜大清陰分伏邪，繼必厚膩黄濁之苔漸生。此伏邪與新邪先後不同處。更有邪伏深沉，不能一齊外出，雖治之得法，而苔退舌淡之後，逾一二日舌復乾絳，苔復黄燥，正如抽蕉剝繭，層出不窮，不比外感溫邪，由衛及氣，自營而血也。至於秋月伏暑證，輕淺者邪伏膜原，深沉者亦

多此前閱歷不多人未必知其底析乃爾也

且吾吳濕邪害人最廣如面色白者須要顧其陽氣濕勝則陽微也法應清涼然到十分之六七即不可過於寒涼恐成功反棄何以故耶濕熱一去陽亦衰微也面色蒼者須要顧其津液清涼到十分之六七往往熱減身寒者不可就云虛寒而投補劑恐爐煙雖息灰中有火也須細察精詳方少少與之慎不可直率而往也又有酒客裏濕素盛外邪入裏裏濕為合（唐本作与之相搏）在陽旺之軀胃濕恒多在陰盛之體脾濕亦不少然其化熱則一熱病救陰猶易通陽最難救陰不在（唐本有補字）血而在津與汗（唐本作養津与測汗）通陽不在溫而在利小便然較之雜症則有不同也

六氣之邪有陰陽不同其傷人也又隨人身之陰陽強弱變化而為病面白陽虛之人其體豐者本多痰濕若受寒濕之邪非薑附參苓不能去若濕熱亦必粘滯難解須通陽氣以化濕若過涼則閉而陽更困矣面蒼陰虛之人其形瘦者內火易動濕從熱化反傷津液與陽虛治法正相反也胃濕脾濕雖化熱

此舌苔白為寒不燥則有痰濕其黃白相兼灰白不渴者皆濕氣不化陰邪壅滯故不可亂投苦寒滑泄以傷陽也其外邪未解而裏先結者舌黃白相兼而脘痞宜輕苦微辛以宣通其氣滯也

王氏云凡視温證必察胸脘如拒按者必先開泄若苔白不渴多挾痰濕輕者橘蔻蔞薤重者枳實連夏均可用之雖舌絳神昏但胸下拒按即不可率投涼潤必參以辛開之品始有效也

再前云舌黃或濁須要有地之黃若光滑者乃無形濕熱中有虛象大忌前法其臍以上為大腹或滿或脹或痛此必邪已入裏矣表證必無或十之存一亦要驗之於舌或黃甚或如沉香色或老黃色或中有斷紋皆當下之如小承氣湯用檳榔青皮枳實元明粉生首烏等若未現此等舌不宜用此等法恐其中有濕聚太陰為滿或寒濕錯雜為痛或氣壅為脹又當以別法治之

舌苔為地上初生之草必有根無根者為浮垢刮之即去

乃無形濕熱，而胃無結實之邪，故云有中虛之象。若妄用攻瀉，傷內則表邪反陷，為難治矣。即使有此等舌苔，亦不宜用攻瀉之藥。又如濕為陰邪，脾為濕土，故脾陽虛則濕聚腹滿，按之不堅，雖現各色舌苔，而必滑。色黃為熱，白為寒，總當扶脾燥濕為主，熱者佐涼藥，寒者非大溫其濕不能去也。若氣壅為脹，皆胃虛寒熱之不同，要當辨別，以利氣和氣為主治也。

王氏云：章氏所釋舌白為寒，非大溫其濕不去，是也。然舌雖白而不燥，還須問其口中和否。如口中自覺粘膩，則濕漸化熱，僅可用厚朴、檳榔等苦辛微溫之品。口中苦渴者，邪已化熱，不但大溫不可用，必改投滲苦降微涼之劑矣。或渴喜熱飲者，邪雖化熱而痰飲內盛也，宜溫膽湯加黃連。

再黃苔不甚厚而滑者，熱未傷津，猶可清熱透表；若雖薄而乾者，邪雖去而津受傷也，苦重之藥當禁，宜甘寒輕劑可也。

热初入营，即舌绛苔黄，其不甚厚者，邪结未深，故可清热，以辛开之药，从表透发，舌滑而津未伤，得以化汗而解。若津伤舌干，虽苔薄邪轻，亦必秘结难出，当先养其津，津回舌润，再清余邪也。

再论其热传营，舌色必绛。绛，深红色也。初传绛色中兼（此言質）黄白色（是言苔），此气分之邪未尽也，泄卫透营，两和可也。纯绛鲜色者，包络受病（唐本作邪）也，宜犀角、鲜生地、连翘、郁金、石菖蒲等。清泄之。延之数日，或平素心虚有痰，外热一陷，里络就闭（唐本作即闭），非菖蒲、郁金所能开，须用牛黄丸、至宝丹之类以开其闭，恐其昏厥为痉也。

何报之曰：温热病一发便壮热烦渴，舌正赤而有白苔者，虽滑即当清里，切忌表药。

绛者，指舌本也（即舌質）。黄白者，指舌苔也。舌本通于脾之气血，心主营，营之热，故舌绛也。脾胃为中土，邪入胃则生苔，如地上生草也。然无病之人，常有微薄苔如草根者，即胃中之生气也。若光滑如镜，则胃无生发之气，如不毛之地，其土枯矣。胃有生气

而邪入之，其苔即長厚，如草根之得濁而長者也。故可以驗病之虛實寒熱，邪之淺深輕重。脾胃統一身之陰陽營衛，主一身之氣血，故脾為營之源，胃又為衛之本也。苔薄白，白屬氣，故其邪未離氣分，可用泄衛透營，仍從表解，勿使內陷也。絳鮮澤者，言無苔色，則胃無濁結，而邪已離衛入營，其熱在心包也。若平素有痰，必有舌苔。其心虛血少者，舌色多不鮮赤，或淡晦無神，或隱多色而難治。於此可卜其吉凶也。若邪火大盛而色赤，宜牛黃丸。痰濕盛而胃垢濁之苔者，宜至寶丹。

王氏云：舌絳而澤者，雖為營熱之徵，實因有痰，故不甚乾也。間若胸悶者，尤為痰據，不必定有苔也，菖蒲、鬱金亦為此設。若竟無痰，必不甚澤。又云：雜論種種舌絳證治，是統風溫、溼溫、溫而言也。

舌色絳而舌中心乾者，乃心胃火燔，劫爍津液，即黃連、石膏亦可加入。若煩渴煩熱，舌心乾，四邊色紅，中心或黃或白者，此非血分也，乃上焦氣熱爍津，急用涼膈散，散其無形之熱。

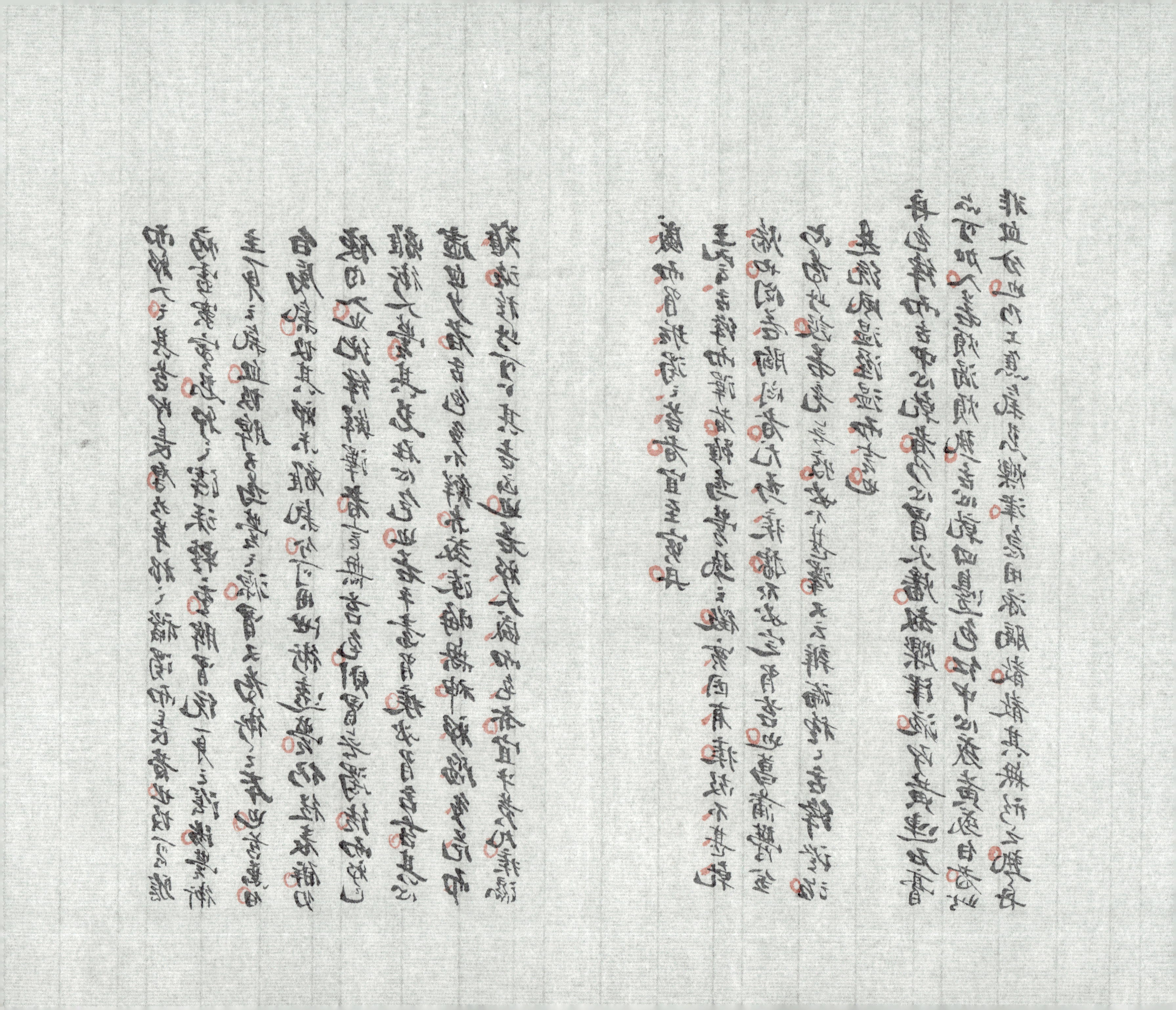

看其後轉變可也。慎勿用血藥以滋膩難散。至舌絳望之
若乾。手捫之原有津液。此津虧濕熱熏蒸。將成濁痰蒙閉
心包也。

熱已入營則舌色絳。胃火爍液則舌心乾。加黃連石
膏於犀角鮮地麥藥中。以清營熱而救胃津。即白
虎湯加鮮地黃之例也。

其舌四邊紅而不絳。中兼黃白而濕。故知其熱不在血分。
而在上焦氣分。當用涼膈散清之。勿用血藥。引入血分反
難解散也。蓋胃以通降為用。若營熱蒸其胃中濁氣
成痰。不能下降。反上熏而蒙蔽心包。望之若乾。捫之仍濕者。
是其先兆也。

再有熱傳營血。其人素有瘀傷宿血。在胸膈中。挾熱而
搏。其舌色必紫而暗。捫之濕。當加入散血之品。如琥珀
丹參桃仁丹皮等。不爾。瘀血與熱為伍。阻遏正氣。遂變如
狂發狂之證。若紫而腫大者。乃酒毒衝心。若紫而乾晦者。
腎肝色泛也。難治。

[illegible]
[illegible]
[illegible]
[illegible]
[illegible]
[illegible]
[illegible]
[illegible]

[illegible]
[illegible]
[illegible]
[illegible]
[illegible]
[illegible]
[illegible]
[illegible]

何報之曰酒毒内蘊舌必深紫而赤或乾涸若淡紫而帶青滑則為寒證矣須辨

舌紫而暗暗即晦也捫之潮溼不乾故為瘀血其晦而乾者精血已枯邪熱乘之故為難治腎色黑肝色青青黑相合而見於舌變化紫晦故曰腎肝色泛也雄按此舌雖無邪熱亦為難治

酒毒衝心急加黄連清之

舌色絳而上有黏膩似苔非苔者中挾穢濁之氣急加芳香逐之舌絳欲伸出口而抵齒難驟伸者痰阻舌根有内風也舌絳而光亮胃陰亡也急用甘涼濡潤之品若舌絳而乾燥者火邪劫營涼血清火為要舌絳而有碎點白黄者當生疳也大紅點者熱毒乘心也用黄連金汁其有雖絳而不鮮乾枯而痿者腎陰涸也急以阿膠雞子黄地黄天冬等救之緩則恐涸極而無救也

尤拙吾曰陽明津涸舌乾口燥者不足慮也若併亡其陽則殆矣少陰陽虛汗出而厥者不足慮也若併亡其陰則危是以陽明燥渴能飲冷者生不能飲者死少陰厥逆舌不乾

[illegible]
[illegible]
[illegible]
[illegible]
[illegible]
[illegible]
[illegible]

[illegible]
[illegible]
[illegible]
[illegible]
[illegible]
[illegible]
[illegible]
[illegible]
[illegible]

者生。乾者死。

挾穢者。必加芳香以開降胃中濁氣。而清營熱矣。痰阻舌根。由內風之逆。則開降胃。又當加辛涼鹹潤以息內風也。脾腎之脈。皆連舌本。亦有脾腎氣敗而舌短不能伸者。其形貌面色。亦必枯瘁。多為死症。不獨風痰所阻之故也。

其舌不鮮。乾枯而痿。腎陰將涸。亦為危證。而黃連金汁。僅可治實也。

王氏曰。光絳而胃陰亡者。以炙甘草湯去姜桂飴糖。入石斛蔗漿。乾絳而火邪劫營者。犀角地黃湯。加元參花粉紫草。銀花丹參蓮子心竹葉之類。若尤氏所云不能飲冷者。乃胃中氣液兩亡。宜復脈湯原方。

其舌獨中心絳乾者。此胃熱心營受灼也。當於清胃方中加入清心之品。否則延及於尖。為津乾火盛也。舌尖絳獨乾。此心火上炎。用導赤散瀉其腑。

其乾獨在舌心舌尖。又有熱邪在心兼胃之別。尖獨乾是心熱。其熱在氣分者必渴。以氣熱劫津也。熱在血分。其津雖耗。其氣不熱。故口乾而不渴也。多飲能消水者為

[illegible]
[illegible]
[illegible]
[illegible]
[illegible]
[illegible]
[illegible]
[illegible]

[illegible]
[illegible]
[illegible]
[illegible]
[illegible]
[illegible]
[illegible]
[illegible]

渴而能多飲但欲略潤者爲熱入於血分無熱而口乾者
是陽氣虛不能生化津液與此大不同也

王氏云舌心是胃之分野舌尖乃心之外候心胃兩清即白
虎加鮮地黄連犀角竹葉蓮子心也津乾火盛者再加西
洋參花粉梨汁蔗漿可耳心火上炎者導赤湯入童便尤良

再舌胎白厚而乾燥者此胃燥氣傷也滋潤藥中加甘草令
甘守津還之意舌白而薄者外感風寒也當疏散之若白乾
薄者肺津傷也加麦冬花露蘆根汁等輕清之品爲上者
上之也若白苔絳底者濕遏熱伏也當先泄濕透熱防
其就乾也勿憂之再從裏透於外則變潤矣初病舌就
乾神不昏者急加養正透邪之藥若神已昏此内匱矣
不可救藥

苔白而厚本是濁邪乾燥傷津則濁結不能化故當先養
津而後降濁也肺位至高肺津傷必用輕清之品方能達
肺濕遏熱伏必先用辛開苦降以泄其濕濕開熱透故
防舌乾再用苦辛甘涼從裏而透於外則胃氣化而

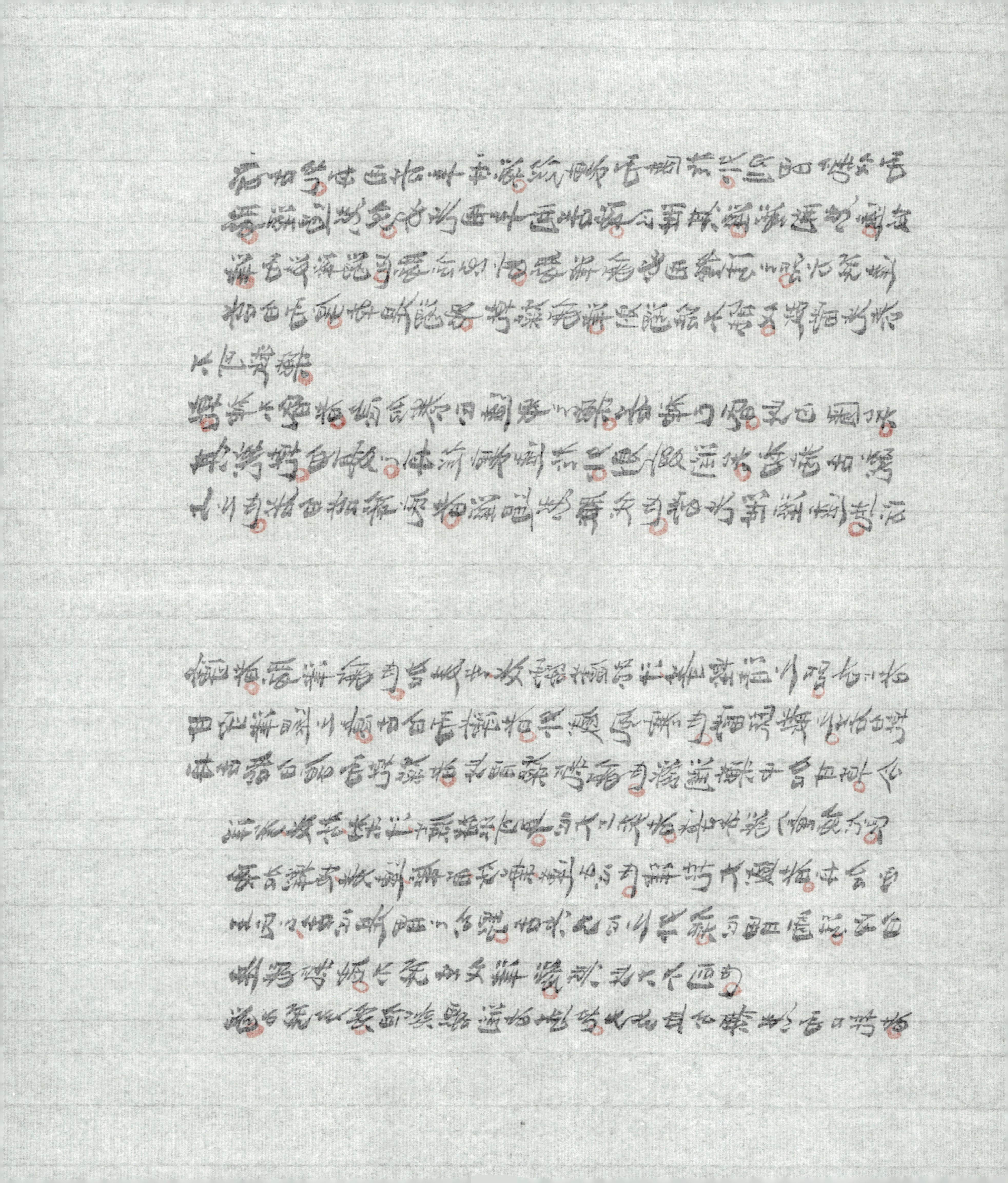

[illegible]

[illegible]

[illegible]

[illegible]

[illegible]

津液輸布，舌即變潤，自能作汗而熱亦可隨汗而解。若初病舌即乾，其津氣素竭也，急當養正，略佐透邪。若神已昏，則本元敗而正不勝邪，不可救藥。王氏云：初起舌乾而脈滑脘悶者，乃痰阻於中而液不上潮，未可率投補益也。

又不拘何色，舌上生芒刺者，皆是上焦熱極也，當用青布拭冷薄荷水揩之，即去者輕，旋即生者險矣。生芒刺者，苔必焦黃或黑；無苔者，舌必深絳。其苔白或淡黃者，胃無大熱，必無芒刺，或舌尖或兩邊有小瘰，是營熱鬱結，當開泄氣分以通營清熱也。上焦熱極者，宜涼膈散主之。

秦皇士云：凡渴不消水，脈滑不數，亦有舌苔生刺者，多是表邪夾食，用保和加竹瀝、萊菔汁，或梔豉加枳實並效。若以寒涼抑遏，則譫語發狂愈甚，甚則口噤不語矣。有斑疹內伏，速用升提而不出，用消導而斑出神清者。若葷腥油膩，與邪熱斑毒糾結不解，唇舌焦裂，口臭牙疳，煩熱昏沉

與以尋常消導之藥必不蘇，後用清裏，其熱愈甚，復用下
奪，其死更速。惟用升麻葛根湯，宣發之重者，加升麻清胃
湯，不能清理腸胃血分中之膏粱積熱，或再加山查、檳榔，
多有生者。王氏曰：病從口入，感之症挾食爲患者不少。秦氏
傷寒大白六經外特補消導一門，本書亦無見，所用[illegible]計
能消痰食，清燥大開胃，用得其當，大可起死回生。郭雲臺
極言其功。余曰：海藏同用，其功益懋。

舌苔不燥，自覺悶極者，屬脾濕盛也。或有傷痕血跡者，
必問曾經撲挖否。不可以有血而便爲枯證，仍從溼治
可也。再有神情清爽，舌脹大不能出口者，此脾溼胃熱
極，必因而毒延口也。用大黃磨入當用劑內，則舌脹自消矣。
何報之曰：凡中宮有痰飲水血者，舌多不燥，不可認爲
寒也。三焦升降之氣由脾鼓運，中焦和則上下氣順，脾氣
弱則溼自內生，溼盛而脾不健運，濁壅不行，自覺悶極。
雖有熱邪，其內溼盛而舌苔不燥，當先開泄其溼，而後清熱，
不可投寒涼以閉其溼也。神情清爽而舌脹大，故知其邪

[illegible]
[illegible]
[illegible]
[illegible]
[illegible]
[illegible]
[illegible]
[illegible]
[illegible]

[illegible]
[illegible]
[illegible]
[illegible]
[illegible]
[illegible]
[illegible]
[illegible]

在脾胃，若神不清，即属心脾两脏之病矣；舒在脾胃者，舌亦必肿也。

再舌上白苔黏腻，吐出浊厚涎沫，口必甜味也，为脾瘅病。乃湿热气聚，与谷气相搏，土有余也，盈满则上泛。当用省头草芳香辛散以逐之则退。若舌上苔如碱者，胃中宿滞挟浊秽郁伏，当急急开泄，否则闭结中焦，不能从膜原达出矣。

脾瘅浊泛口甜，更当视其舌质，如红赤为热，当辛通苦降泄浊；或色淡不红，由脾虚不能摄涎上泛，当健脾以降浊也。苔如碱者，浊结甚，故急急开泄，恐内闭也。

王氏曰：浊气上泛者，涎沫厚浊，小便黄赤；为脾虚不摄者，涎沫稀粘，小便清白，见证迥异。虚证以温中摄液为理中或四君加益智之类，可也。辨种种白苔证治之殊，似兼疫证之舌苔而详论之，试绎之，则白苔不必尽属于寒也。

若舌无苔而有如烟煤隐隐，不渴肢寒，知挟阴病；如口渴烦热而燥者，平时胃燥舌也，不可攻之。若燥者，甘寒益胃；

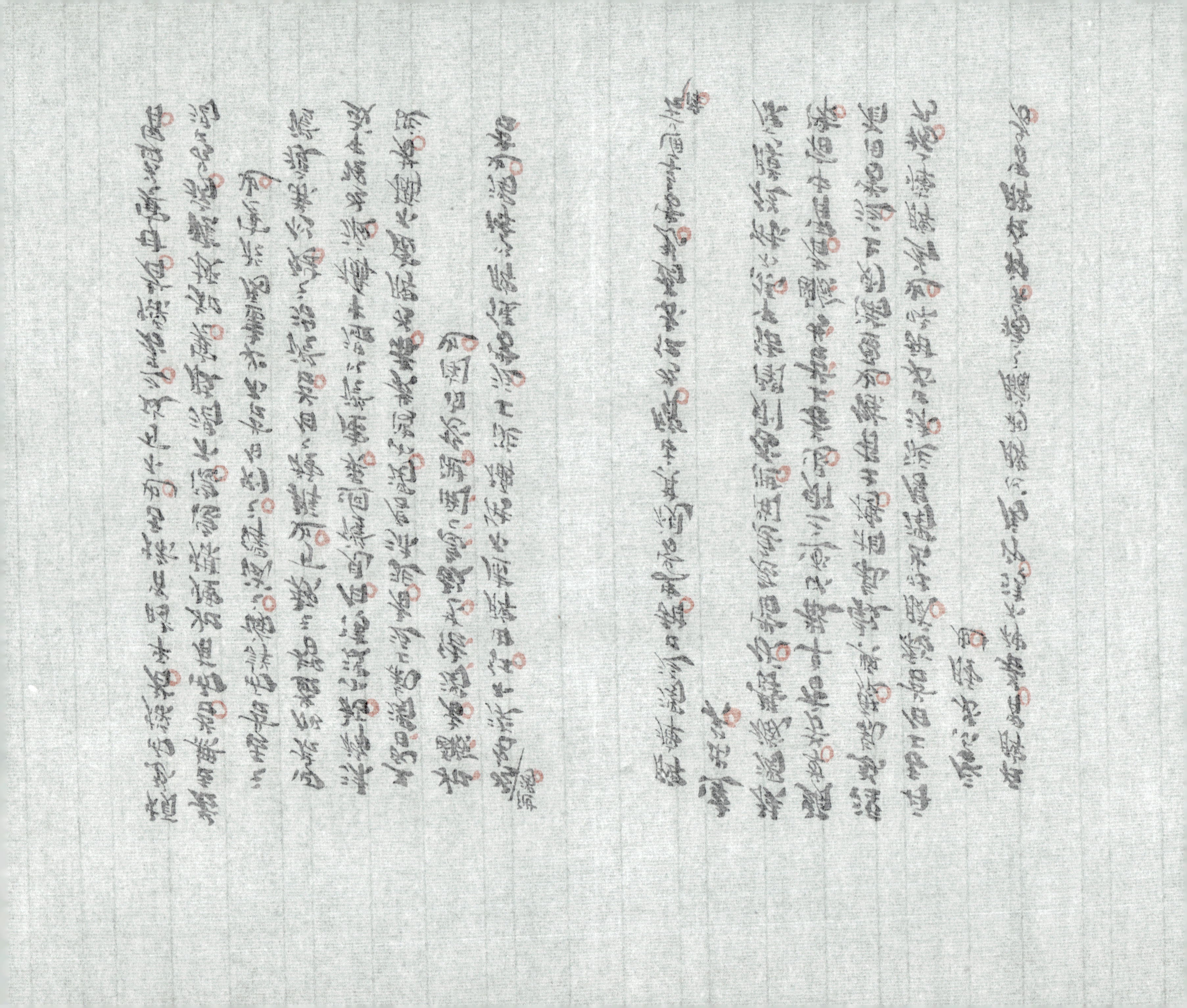

[illegible]

若潤者甘溫扶中，何故外露而無也。

凡黑苔大有虛實寒熱之不同，即黃白之苔因食酸味其色即黑，尤當問之（食橄欖能黑舌，枇杷白舌成黃，此名染苔）。其潤而不燥，或無苔如煙煤者，正是腎水來乘心火，其陽虛極矣。若黑而燥裂者，火極反水色，如焚不成炭而黑也。虛實不辨，死生反掌耳（審之慎之）。

見黑苔，其舌色必潤而不紫赤，識此最為秘訣。

雄按：更有陰虛而黑者，苔不甚燥，口不甚渴，其舌甚赤，或舌心雖黑，無甚苔垢，舌本枯而不甚赤，證雖煩渴便秘，腹無滿痛，神不甚昏，俱宜壯水滋陰，不可以為陽虛也。若黑苔望之雖燥而生刺，但渴不多飲，或不渴，其邊或有白苔，其舌本淡而潤者，亦屬假熱，治宜溫補。其舌心並無黑苔，而舌根有黑苔而燥者，乃熱在下焦，宜下之。若舌本無苔，惟尖黑燥，為心火自焚，不可救藥。

若舌黑而滑者，水來克火，為陰證，當溫之。若見短縮，此腎氣竭也，為難治，欲救之，加人參、五味子，勉希萬一。舌黑而乾者，津枯火熾，急急瀉南補北。若黑燥而中心厚痞者（此痞字疑誤寫）

土燥水竭，急以鹹苦下之。

何報之曰：暑熱證夾血，多有中心黑潤者，勿誤作陰證治之。黑苔而虛寒者，非桂附不可治，佐以調補氣血，隨宜而施。若黑燥無苔，胃無濁邪，況亦無苔也，但不厚耳，故當瀉南方之火，補北方之水，仲景黃連阿膠湯主之。黑燥而中心厚者，胃濁邪熱乾結也，宜用硝黃鹹苦下之矣。

茅雨人云：凡邪病蒸熱胸悶，遍舌黑色而潤，外無險惡情狀，此胸膈素有伏痰也，不必張皇，止用薤白栝蔞桂枝半夏一劑，黑苔即退。或不用桂枝，即枳殼桔梗亦效。

舌淡紅無色者，或乾而色不榮者，當是胃津傷而氣無化液也，當用炙甘草湯，不可用寒涼藥。

何報之曰：紅嫩如新生，望之似潤而燥涸殆甚者，為妄行汗下以致津液竭也。淡紅無色，心脾氣血素虛也，更加乾而色不榮，胃中津氣亦亡也，故不可用苦寒藥，炙甘草湯養氣血以通經脈，其邪自可漸去矣。

若舌白如粉而滑四邊色紫絳者溫疫病初入膜原未歸胃腑急急透解莫待傳陷而入爲險惡之病且見此舌病必見凶須要小心凡斑疹初見須用紙撚照看胸背兩脇點大而在皮膚之上者爲斑或雲頭隱隱或瑣碎小粒者爲疹又宜見而不宜多見按方書謂斑色紅者屬胃熱紫者熱極黑者胃爛然亦必看外證所合方可斷之

溫疫白苔如積粉之厚其穢濁重也舌本紫絳則邪熱爲濁所閉故當急急透解此五疫中之濕疫又可主以達原飲亦須隨證加減不可執也舌本紫絳熱閉營中故多成斑疹斑從肌肉而出屬胃疹從血絡而出屬經其或斑疹齊現經胃皆熱然邪由膜原入胃者多或兼風熱之入於經絡則有疹矣不見則邪閉故宜見多見則邪重故不宜多但斑疹亦有虛實虛實不明舉手殺人故辨之爲後

雄按溫熱病舌絳而白苔滿布者宜清肅肺胃

伏疫因盛，神氣昏瞀者，宜開疫爲治。

按嘗見黑斑，其色黑帶青，如芝麻，如綠豆大小，摸之平，不泛。然春而春夏之間，瘟疫俱發，疹爲甚，且其色要雜，如淡紅色，四肢清，口不甚渴，脈不洪數，非虛斑，即陰斑，或胸微見數點，面赤足冷，或下利清穀，此陰盛格陽於上而見，當溫之。

斑疹不獨溫疫而有，且有虛實之迥別也。若火不鬱不成斑疹。若虛火力弱而色淡，四肢清者，微疹也，口不甚渴，脈不洪數，其非實火可徵矣，故曰虛斑。若面赤足冷，下利清穀，此陰寒格拒其陽於外，內真寒外假熱，鬱而成斑，故直名爲陰斑也，須附桂引火歸元，誤投涼藥，即死，實火誤補亦死，最當詳辨也。

若斑色紫小點者，心包熱也；點大而紫，胃中熱也；黑斑而光亮者，熱勝毒盛，雖屬不治，若其人氣血充者，或依法治之，尚可救；若黑而晦者，必死；若黑而隱隱，四傍赤色者，火鬱而然，大用清涼透發，間有轉紅成可救者；若夾斑帶疹，皆是邪之不一，各隨其部而泄。然斑屬血者恒多，疹屬氣者

[illegible]
[illegible]
[illegible]
[illegible]
[illegible]
[illegible]
[illegible]
[illegible]

[illegible]
[illegible]
[illegible]
[illegible]
[illegible]
[illegible]
[illegible]

不必斑疹皆邪氣外露之象。發出之時，宜神情清爽，爲外解裏和之意。如斑疹出而昏者，正不勝邪，內陷爲患，或胃津內涸之故。

此論實火之斑疹。點小即是從血絡而出之疹，故患在心包；點大從肌肉而出爲斑，故患在胃。黑而光亮者，元氣猶充，故或可救；黑暗則元氣敗，必死矣。四旁赤色，其氣血尚活，故可透發也。斑疹夾雜，經胃之熱，各隨其部而外泄。然邪入胃本屬氣分，見斑則邪屬於血者多矣；疹從血絡而出，本屬血分，然邪由氣而閉其血，方成疹也。必當兩清氣血，以爲治也。既出而反神昏，則正不勝邪而死矣。

再有一種白瘖，小粒如水晶色者，此溼熱傷肺，邪雖出而氣液枯也，必得甘藥補之。或未至久延，傷及氣液，乃溼鬱衛分，汗出不徹之故，當理氣分之邪。或白如枯骨者多凶，爲氣液竭也。

雄按：溼熱之邪，鬱於氣分，失於輕清開泄，幸不傳及他經，而從衛分發白瘖者，治當清其氣分之餘邪，邪若

傳心包絡人多不知者初宜

薄荷葉　牛蒡　桑葉　梔皮　蔞皮
大連翹　象貝　南沙參　花粉
淡豆豉　前胡　生草　杏仁亦可採用

若色蒼熱勝煩渴用石膏竹葉辛涼清散痧疹亦當宗此若日數漸多邪不得解芩連涼膈亦可用至邪熱逆傳膻中神昏目瞑鼻竅無涕洟諸竅欲閉其勢危急必用至寶丹牛黃清心丸病減後餘熱只用甘寒清養胃陰足矣

時氣風溫

洟音夷鼻液

春月暴暖忽涼先受溫邪繼為冷束欬嗽痰喘最多宜辛解忌溫夫輕為欬重為喘喘急則鼻撅胸挺此症幼科尤多宜晝夜豎抱三四日勿使眠倒

若頭痛惡寒發熱喘促鼻塞聲重脈浮無汗原可表散春令溫舒辛溫宜少用至身熱欬喘有痰之症只宜肺藥辛解瀉白散加前胡牛蒡薄荷之屬有食加消食藥一二味若二便俱通消食藥莆須辨表裏上中下何者為急施治

春季溫暖風溫極多溫變熱最速若發散消食劫傷津液變症尤

春年[illegible]

[illegible]

述初起咳嗽喘促通用

薄荷　南沙參　象貝　牛蒡　花粉
桔梗　連翹　木通　枳殼　橘紅

表熱不清

黄芩　連翹　桑皮　花粉
川貝　知母　山梔　地骨皮

夏熱

夏熱：夏為熱病，然夏至已前時令未為大熱，經以先夏至為病温，後夏至為病暑。温邪前已申明，暑熱一證，醫者易眩。夏暑發自陽明，古人以白虎湯為主方，後賢劉河間創議迥出諸家，謂温熱時邪，當分三焦投藥，以苦辛寒為主。若拘六經治法，致悞多矣。夫暑病專方甚少，皆因前人略於暑，詳於寒耳。考古如金匱暑暍痙之因，而潔古以動静分中暑中熱，各具至理。而長夏溼令，暑必兼溼，暑傷氣分，溼亦傷氣，汗則耗氣傷陽，胃汁大受劫爍，変病由此甚多，發泄司令，裏真自虚。張鳳逵云：暑病首用辛涼，繼用甘寒，再用酸泄酸斂，不必用下，可稱要言不煩矣。

暑邪必挾溼。狀如外感風寒。忌用柴葛羌防。肌熱無汗。辛涼輕劑無誤。香薷辛溫氣升。熱服易吐。佐苦降如杏仁、黃芩則不吐。宣通如上焦用杏仁、連翹、薄荷、竹葉。暑熱深入。伏熱煩渴。無溼者白虎湯。挾溼者六一散。暑病頭脹如蒙。皆熱盛上熾。白虎湯加竹葉。酒溼食滯。加辛溫通裏。

暑厥

夏令受熱。昏迷若驚。此為暑厥。即熱氣閉塞孔竅所致。其邪入絡。與中絡同法。牛黃丸、至寶丹。芳香利竅可效。神甦已後。用清涼血分。如連翹心、竹葉心、元參、生地、鮮生地、二冬之屬。此證初病暑熱傷氣。竹葉石膏湯或清肺輕劑。大凡熱深厥深。四肢逆冷。但看面垢齒燥。二便不通。或瀉不爽為是。大忌誤認傷寒也。

暑厥　夏月感寒泄瀉

夏月內感寒溼泄瀉

稚年夏月食瓜果。水寒之溼著於脾胃。令人泄瀉。其寒溼積聚。未能遽化熱氣。必用辛溫香竄之品。古方中消瓜果之積。以丁香、肉桂。令七香餅治瀉。亦祖此意。其平胃散、胃苓湯亦可用。

近人於長夏喜食冷茶瓜果。不獨幼兒有此病。方脈中亦多此病。

吐瀉

吐瀉一證。幼兒脾胃受傷。陡變驚搐最多。（徐靈胎云此症多是疫邪）若穢氣觸入。或口食生冷。蚤用正氣散、六和湯之類。正氣受傷。肢冷呃忒。嘔吐自利。即用錢氏益黃散。有痰星附六君子湯。理中湯等。傷熱氣深伏。煩渴引飲。嘔逆。連香飲。黃連竹茹橘皮半夏湯。熱閉神昏。用至寶丹。寒閉用來復丹。

暑瘧

瘧之為病。因暑而發者居多。方書雖有痰食寒熱瘴癘之互異。

吐瀉暑瘧

幼稚之瘧。多因脾胃受病。然氣怯神弱。初病驚癇厥逆為多。在夏秋之時。斷不可認為驚癇。大方瘧症。須分十二經。與咳症相等。若幼科庸俗。但以小柴胡去參。或香薷、葛根之屬。不知柴胡劫肝陰。葛根竭胃汁。致變屢矣。幼科純陽。暑為熱氣。證必多熱煩渴。邪自肺受者。桂枝白虎湯。兩進必愈。其冷食不運。有足太陰見證。初用正氣。或用辛溫。如草果、生姜、半夏之屬。方書謂草果治太陰獨勝之寒。知母治陽明獨勝之熱。久瘧色奪。唇白汗多。餒弱。必用四獸飲。陰虛內熱。必用鱉甲、首烏、知母。便漸瘥者。忌用。久瘧營傷寒

勝加桂姜。擬初未瘧門用药於左。

初病暑風溼熱瘧药

枳壳　桔梗　脘痞悶用　豆豉　山梔

姜皮　杏仁　厚朴　喘最宜杏朴

頭痛宜辛涼輕劑如　連翹　薄荷　赤芍

羚羊角　蔓荆子　滑石　重則用石膏

口渴用花粉　煩渴用竹葉石膏湯　熱甚則用芩連山梔

夏季身痛属溼羌防辛溫宜忌宜用木防己蠶沙豆卷

夏月暑病

暑溼邪傷初在氣分日多不解漸入血分反渴不多飲唇舌絳赤芩連膏知不應必用血分药量佐清氣熱一味足矣

輕則用青蒿丹皮汗多忌犀角竹葉心元参鮮生地細不通亦能發汗細生地淡竹葉　若熱久痞結瀉心湯選用

夏月熱久入血最多蓄血一證譫語昏狂看法以小便清長大便必黑為是桃核承氣湯為要药

瘧疾既久深入血分或結瘧母鱉甲煎丸設用煎方活血通絡可矣

暑痢

痢疾一證古稱滯下盖裏有滯濁而後下也但滯在氣滯在血冷傷
熱傷而滯非一今人以滯為食但以消食併令禁忌飲食而已

夫疫痢皆起夏秋都因濕熱鬱蒸以致脾胃水穀不運濕熱灼
氣血為黏膩先痛後痢痢後不爽若偶食瓜果寒冷即病未必
即变為熱先宜辛温疏利之劑若膿血繁多行痢痛後重初用
宜通驅熱如芩連大黄必加甘草以緩之恐其傷空囊壁須用
芒硝鹹以軟堅直走破泄至陰此不適若能勝瀉宜以逐熱亦
可卻病古云行血則便膿愈導氣則後重除行血涼血如丹皮
暑痢

桃仁延胡黑查歸尾紅花之屬通血氣如木香檳榔青皮枳朴
橘皮之屬世俗通套不過如此盖憶傷於經猶可延挨痢關
乎藏誤治必危診之大法先明體質强弱肌色蒼嫩更詢
起居致病因由初病體質堅實前法可遵久病氣餒神
衰雖有腹痛後重亦宜詳審不可概以攻積清奪施治

噤口不納水穀下痢都因熱升濁攻必用大苦如芩連而連清熱
人參輔胃益氣熱氣一開即能進食藥宜頻進二三日

小兒熱病最多者以體屬純陽六氣著人氣血皆化為熱也飲

食不化，蘊蒸於裏，亦從熱化矣。然胃解表已復熱，攻裏已復熱，利小便愈後復熱，養陰清滋熱亦不除者，張季明所謂元氣無所歸者，則候熱矣，六神湯主之。

六神湯

人參（或用沙參三錢） 茯苓 炒懷山藥

於术 炙草 扁豆（或用扁豆衣）

秋燥

秋深初涼，稚年發熱咳嗽，（秋燥）（大人亦多患此）證似春月風溫之症，但溫乃漸熱之稍涼，即漸冷之意。春月為病，猶是冬令固密之餘；秋令感傷，恰值夏月發泄之後，其體質虛實不同。但溫自上受，燥自上傷，理亦相等，均是肺氣受病。世人誤認暴感風寒，混投三陽發散，津劫燥甚，喘急告危。若果暴涼外束，身熱痰嗽，只宜葱豉湯，或蘇梗、前胡、杏仁、枳、桔之屬，僅一二劑亦可。更有梗（粗）工亦知熱病，與瀉白散加芩、連之屬，不知愈苦助燥，必增他變。當以辛涼甘潤之方，氣燥自平而愈。慎勿用苦燥劫爍胃汁。

秋燥一證，氣分先受，治肺為急。若延綿數十日之久，病必入血分，而非

輕浮肺葯可治須審體質症端

疳積

幼兒斷乳納食值夏月脾胃主氣易於肚膨泄瀉足心熱形體日瘦或煩渴善食漸成五疳積聚當審體之強弱病之新久有餘者疏胃清熱食入糞白色或不化健脾佐消導清熱若濕熱內蒸蟲積腹痛導滯驅蟲微下之緩調肥兒丸之屬

口疳

夏季秋熱小兒泄瀉或初愈未愈滿口皆生疳蝕嘗有阻塞咽喉致危者此皆在裏濕盛生熱熱氣蒸灼津液不升濕熱偏傷氣分治在上焦或佐淡滲世俗常刮西瓜翠衣治疳取其輕揚滲利也

小兒疳積口疳

外感温病篇 此篇可入四時時氣論

陳平伯著

提綱

風温為病，春月與冬季居多，或惡風，或不惡風，必身熱欬嗽煩渴，此風温證之提綱也。此節看似平淡，而往往素有血虛、救咳嗽之人，感受此邪而病，但見微有表邪，濫發散，多致大傷，作皆失檢，實亦易治

春月風邪用事，冬初氣暖多風，故風温之病多見於此。但風邪屬陽，陽邪從陽，必傷衛氣。人身之中，肺主衛，又胃為衛之本，是以風温外薄，肺胃內應；風温內襲，肺胃受病。其温邪之內外有異形，而肺胃之專司無二致，故惡風為或有之證，而熱渴欬嗽為必有之證也。

第一條

涼解表邪

風温證，身熱畏風，頭痛欬嗽，口渴，脈浮數，舌苔白者，邪在表也，當用薄荷、前胡、杏仁、桔梗、桑葉、川貝之屬，涼解表邪。

風屬陽邪，不挾寒者為風温，陽邪必傷陽絡，是以頭痛畏風。邪鬱肌表，肺胃內應，故欬嗽口渴苔白；邪留於表，故脈浮數。表未解者，當先解表，但不同於傷寒之用麻桂耳。

第二條

涼泄裏熱

風温證，身熱欬嗽，自汗口渴，煩悶，脈數，舌苔微黄者，熱在肺胃也，當用川貝、牛蒡、桑皮、連翹、橘皮、竹葉之屬，涼泄裏熱。

此温邪之內襲者，肺熱則欬嗽汗泄，胃熱則口渴煩悶，苔白轉黄，風從火化，故以清泄肺胃為主。

王士雄云：苔黄而已乾，則桑皮、橘皮嫌其燥，須易栝蔞、黄芩。

庶不轉傷其液也

第三條 泄熱和陰

風溫證身灼熱口大渴欬嗽煩悶譫語如夢語脉弦數乾嘔者此熱灼肺胃風火內旋當用羚羊川貝連翹麦冬石斛青蒿知母花粉之屬以泄熱和陰

此溫邪入襲肺胃之絡灼爍陰津引動木火故有煩渴嘔逆等證急宜泄去絡中之熱庶無風火相煽走竄胞絡之虞

王士雄云嗽且悶麦冬未可即投嫌其滋也以為大渴耶已有知母花粉足勝其任矣木火上衝而乾嘔則青蒿雖清少陽而嫌乎升矣宜去此二味加以梔子竹茹枇杷葉則妙矣

第四條 升泄溫邪

風溫證身熱欬嗽口渴下利舌苔黃譫語胸痞脉數此溫邪由肺胃下注大腸當用黃芩桔梗煨葛根豆卷甘草橘皮之屬以升泄溫邪

大腸與胃相連屬與肺相表裏溫邪內逼下注大腸則下利治之者宜清泄溫邪不必專於治利若溫邪下利是風熱內迫雖有譫語一證仍是無形之熱蘊蓄於中而非實滿之邪盤結於內故用葛根之升提不任硝黃之下逐也

第五條 涼解風疹

風溫證熱久不愈欬嗽唇腫口渴胸悶不知饑身發白疹如寒栗狀自汗脉數者此風邪挾太陰脾濕發為風疹用牛蒡荊芥防風連翹橘皮甘草之屬涼解之

葉氏白痦初用薏仁、竹葉、滑石、連翹、杏仁、茯苓、通草。

王氏所論本之葉天士法，乃濕鬱衛分，汗出不徹，當理氣分之邪。

風溫本留肺胃，若太陰舊有伏濕者，風熱之邪與濕熱相合，流連不解，日數雖多，仍留氣分，由肌肉而外達皮毛，發為白疹。蓋風邪與陽明營熱相併則發斑，與太陰濕邪相合則發疹也。又有病久中虛，氣分大虧，而發白疹者，必脈微弱而氣倦怯，多成死候，不可不知。

王士雄云：白疹即白痦也。雖挾濕邪，久不愈而從熱化，自汗口渴，脈數，似非荊防之可再表，宜易蘆根、滑石、通草，斯合涼解之法。若有虛象，當與甘藥以滋氣液。

葉氏謂日久而未當顧氣液，蓋見白痦發而每竟致不起之症，不可忽也。

第六條　清熱散邪

風溫證，身熱欬嗽，口渴胸痞，面目腫大，面發泡瘡者，風毒上壅陽絡，當用荊芥、薄荷、連翹、元參、牛蒡、馬勃、青黛、銀花之屬，以清熱散邪。

此即俗所謂大頭病也。緣風熱壅遏，致絡氣不通，頭腫如斗，終不若倣普濟消毒飲之宣絡滌熱為佳。

第七條　解毒提斑

風溫證，身大熱，口大渴，目赤脣腫，氣粗煩躁，舌絳齒板，痰欬，甚至神昏譫語，下利黃水者，風溫熱毒深入陽明營分，最為危候。用犀角、連翹、葛根、元參、赤芍、丹皮、麥冬、紫草、川貝、人中黃，解毒提斑，間有生者。

此風溫熱毒內壅肺胃，侵入營分，上下內外充斥肆逆。若其毒不甚重，或氣體壯實者，猶可挽回，否則必壞。

第八條　升散熱毒

風溫毒邪，始得之，便身熱口渴，目赤咽痛，臥起不安，手足厥冷，泄瀉脈伏者，熱毒內壅，絡氣阻遏，當用升麻、黃芩、犀角、銀花、甘草、豆卷之屬，升散熱毒。

此風温毒邪之蘊於陽明氣分者，即仲景所云陽毒之病是也。五日可治，七日不可治。乘其邪犯氣分，未入營陰，故可升散而愈。

第九條　泄熱救津

風温證，身熱自汗，面赤神迷，身重難以轉側，多眠睡，鼻鼾，語難出，脈數者，温邪內逼陽明，精液劫奪，神機不運。用石膏、知母、麥冬、半夏、竹葉、甘草之屬，泄熱救津。

鼻鼾面赤，胃熱極盛，人之陰氣依胃為養，熱邪內灼，胃液乾枯，陰氣復有何資而能滲諸陽、灌諸絡，是以筋骨懈惰，機關失運，急用甘涼之品以清熱濡津，或有濟也。

王云：宜西洋參、百合、竹瀝等加入並用。

第十條　息風清熱

風温證，身熱痰咳，口渴神迷，手足瘛瘲，狀若驚癇，脈弦數者，此熱劫津液，金囚木旺。當用羚羊、川貝、青蒿、連翹、知母、麥冬、鉤藤之屬，以息風清熱。

肺屬金而畏火，賴胃津之濡養以肅降令而溉百脈者也。熱邪內盛，胃津被劫，肺失所資，木為火之母，子能令母實，火旺金囚，木無所畏，反侮所不勝，是以筋脈失養，風火內旋，瘛瘲驚癇，在所不免。即俗云發痙是也。故以息風清熱為主治。

王士雄云：可加元參、梔子、絲瓜絡。

第十一條　泄熱通絡

風温證，熱渴煩悶，昏憒不知人，不語如尸厥，脈數者，此熱邪內蘊，走

竄心包絡，當用犀角、連翹、焦遠志、鮮菖蒲、麥冬、川貝、牛黃、至寶之屬泄熱通絡。

熱邪極盛，與三焦相火相煽，最易內竄心包，偏亂神明，閉塞絡脈，以致昏迷不語，其狀如尸，俗謂發厥是也。閉者宜開，故以香開辛散為務耳。

熱邪太盛，三焦相火相煽，最易內竄心包，偏亂神明，閉塞絡脈，雖是喻氏之法以香開辛散，然熱極似水，一派烟霧塵天，蒙住心胸，不知不識，如人行烟霧之中，口鼻皆燥，非兩解不能散其勢。辛香之品盡是燥，燥與熱鬪，立見其敗，且心神為熱邪蒸圍，非閉塞也。有形無形，治法大異。遇此每在敗時，故前人不能採其情也。今補薛生白先生一法於後：明雄黃一兩，研極細，入銅勺內，又研提淨牙硝六錢，微火鎔化，攪勻如水時，急濾清者於碗，粗渣不用，凝定，此丹灶家秘製也。凡遇前證，用陳雨水十碗，內取一碗，煎木通，木通一沸，傾入九碗冷水內，又取犀角磨入，或於磨就，與水亦可，每碗約二三分，再將製雄硝二三釐入碗冷與服，時時進之，能於二日內進盡，必有清痰吐出，數碗而愈，十救七八。蓋此證死期最緩，而醫人無他法，每每付之天命，牛黃清心而已，可勝浩歎。

久癍雖似白瘖，而氣液隨之以泄，故宜甘濡以補之。苟色白如枯骨者，雖補之以甘藥，亦恐不及。

汪云：白瘖前人未嘗細論，其實白如水晶色者絕無險要，吾見甚多，然不知甘濡之法，反投苦燥溫升，則不枯者亦枯矣。

再溫熱之病，看舌之後，亦須驗齒。齒為腎之餘，齦為胃之絡。熱邪不燥胃津，必耗腎液，且二經之血皆走其地，病深動血，結瓣於上。陽血者色必紫，紫如乾漆；陰血者色必黃，黃如醬瓣。陽血若見，安胃為主；陰血若見，救腎為要。然豆瓣色者多險，若遇證還不逆者，尚可治，否則難治矣。何以故耶？蓋陰下竭、陽上厥也。

腎主骨，齒為骨之餘，故齒浮齦不腫者，為腎火水虧也。胃脈絡於上齦，大腸脈絡於下齦，皆屬陽明，故牙齦腫痛為陽明之火。若濕入胃，則必連及大腸。血循經絡而行，邪熱動血而上結於齦，紫為陽明之血，可清可瀉；黃者為少陰之血，少陰血傷為下竭，其陽邪上亢而氣厥逆故

為難治也。

齒若光燥如石者。胃熱甚也。若無汗惡寒。衛偏勝也。辛涼泄衛。透汗為要。若如枯骨色者。腎液枯也。為難治。若上半截潤。水不上承。心火上炎也。急急清心救水。俟枯處轉潤為妥。

胃熱甚而反惡寒者。陽氣鬱而表氣不通。故無汗而為衛氣偏勝。當泄衛以透發其汗。則內熱即從表散矣。凡惡寒而汗出者。為表陽虛。腠理不固。雖胃內熱。亦非實火矣。齒燥有光者。胃津雖乾。腎氣未竭也。如枯骨者。腎亦敗矣。故難治也。上半截潤。胃津養之。下半截燥。由腎不能上濟其根。而心火燔灼。故急當清心救水。仲景黃連阿膠湯主之。

若齩牙齧齒者。濕熱化風。痙病。但齩牙者。胃熱氣走其絡也。若齩牙而脈證皆衰者。胃虛無穀以內榮。亦齩牙也。何以故耶。虛則喜實也。舌本不縮而硬。而牙關齩定難開。此非風痰阻絡。即欲作痙證。用酸物擦之。即開。木來泄土故也。

牙齒相切齒者，以內風鼓動也。但齒不切齒者，熱氣盛而絡滿，牙關緊急也。若脈證皆虛，胃無穀養，內風乘虛襲之，絡而亦齩牙，此虛見實象，當辨之。又或風痰阻絡，為邪實；其熱盛化風，欲作痙者；或因傷陰而挾虛者，皆當辨也。

若齒垢如灰糕樣者，胃氣無權，津亡濕濁用事，多死。而初病齒縫流清血，痛者，胃火衝激也；不痛者，龍火內燔也。齒焦無垢者死；齒焦有垢者，腎熱胃劫也，當微下之，或玉女煎清胃救腎可也。

齒垢由腎熱蒸胃中濁氣所結，其色如灰糕，則枯敗而津氣俱亡，腎胃兩竭，惟有濕濁用事，故死也。齒縫流清血，因胃火者，出於齒齦，胃火衝激，故痛；不痛者，出於牙根，腎火上炎故也。齒焦者，腎水枯；無垢則胃液竭，故死；有垢者，火盛而氣液未竭，故審其邪熱甚者，以調胃承氣微下之；其胃熱腎水虧者，玉女煎清胃滋腎可也。

王士雄云：驗舌之後，又添驗齒一訣，真發從來之未發，並可垂之後世。

再婦人病與男子同，但多胎前產後以及經水適來適斷。大凡胎前病，古人皆以四物加減用之，謂護胎為要，恐來害妊也。然用井底泥、藍布浸冷覆蓋腹上，等等皆是保護之意。但亦要看其邪之可解處，血膩之藥不靈，又當省察，不可認板法。然須步步保護胎元，恐損正邪陷也。

保護胎元，勿使邪熱入內傷胎也。如邪猶在表，尚當從開達外解，倘執用四物之說，則反引邪入內，輕病變重矣。（楊云：此釋極為明通。）故必審其邪之淺深而治，為至要也。

若邪熱逼胎，急清內熱為主，外用泥布等蓋覆，恐攻熱內逼，反與胎礙，更當詳審，勿輕用也。總之清熱解邪，勿使傷動其胎，即為保護。若助氣和氣以達邪，猶可酌用，其補血膩藥，恐反遏其邪也。（王士雄云：此說固是，然實甚議，前不識病矣。如溫熱已爍營陰，則鮮地未嘗不可用。）且內經曰：婦人重身，毒之如何？岐伯曰：有故無殞，亦無殞也。大積大聚，其可犯也，衰其大半而止，不可過也。故如傷寒陽實熱證，亦當用承氣下之，邪去則胎安也。蓋病邪淺則在經，深則在腑，而胎繫於臟，攻

其經脈，則邪當其藥，與臟無礙。王士雄云：此釋有故一邊而言，忘邪溫熱傳營入血之證。本文但云不可認板法，非謂血畜無可用之證也。若妄用補法以閉邪，則反害其胎矣。儻邪已入臟，雖不用藥，其胎必殞，而難保。王云：亦須論其邪入何臟。

所以經言有故無殞者，謂其邪未入臟，攻其邪亦無殞胎之害也。楊云：有故無殞者，有其病則病當之也。不必拘入邪未入臟之說，以滋疑惑。要在辨證明析，用法得當，非區區四物所能保胎者也。敖先生曰：須看其邪之可解，不可認板法，至哉言乎！

至於產後之法，按方書謂慎用苦寒，恐傷其已亡之陰也。然亦要辨其邪能從上中解者，稍從證用之，亦無妨也。不過勿犯下焦，且屬虛體，當如虛怯人病邪而治，總之無犯實實虛虛之禁。況產後當氣血沸騰之候，最多空竇，邪勢必乘虛內陷，虛處受邪，為難治也。

王士雄云：余醫案中所載產後溫熱諸證治，皆宜參閱。

徐洄溪曰：產後脫，孤陽獨旺，雖石膏、犀角對證，亦不禁用。而世之庸醫，誤信產後宜溫之說，不論病證，皆以辛熱之藥，戕其陰而益其火，無不立斃，我見甚多。惟藥

案中絶無此類並徵學有淵源
魏柳洲曰近時專科及庸手遇產後一以燥熱溫補為
事殺人如麻王士雄云不挾溫熱者且然况兼夹溫熱
之邪者乎
吳鞠通曰產後溫證固云治上不犯中然藥反不可
過輕須用多備少服法中病即已所謂無糧之師利
於速戰若畏產後虛怯用藥過輕延至三四日後反
不能勝藥矣

如經水適來適斷邪將陷於血室少陽傷寒言之詳
悉不必多贅但數動與正傷寒不同仲景立小柴胡湯提
出所陷熱邪參棗扶胃氣以衝脈隸屬陽明也與虛
者為合法若熱邪陷入與血相結者當從陶氏小柴胡湯
去參棗加生地桃仁查肉丹皮或犀角等若本經血結自
甚必少腹滿痛輕者刺期門重者小柴胡湯去甘藥
加延胡歸尾桃仁挾寒加肉桂心氣滞者加香附陳
皮枳殼等有沈月光附方註後然熱陷血室之證多有譫語如狂

之象。與陽明胃實相似。此種病機。當辨之。血結者。身體必重。非若陽明之輕旋便捷者。何以故耶。陰主重濁。絡脈被阻。側旁氣痹。連胸背皆拘束不遂。故云邪通絡。正合其病。往往延久。上逆心包。胸中痹痛。即陶氏所謂血結胸也。王海藏出一桂枝紅花湯。加海蛤桃仁。原為表裏上下一齊盡解之理。看此方大有巧手。故錄出以備學者之用。

衝脈為血室。肝所主。其脈起於氣街。氣街陽明胃經之所致。隸屬陽明。邪入血室。仲景分深淺而立兩法。其邪深者。為結胸狀。譫語者。刺期門。隨其實而瀉之。是從肝而泄其邪。亦即陶氏所謂血結胸也。其邪淺者。云往來寒熱如瘧狀。而無譫語。用小柴胡湯。是從膽治也。蓋往來寒熱。是少陽之證。故以小柴胡湯提少陽之邪。則血室之熱亦可隨之而外出。以肝膽為表裏。故深則從肝。淺則從膽。以導泄血室之邪也。今先生併采陶氏王氏之方法。與仲景各條合觀。識為精細周至矣。其

傷寒之邪，由經而入血室，其胃無邪，故以柴胡、參、棗先助胃氣以禦邪。若溫熱邪已犯胃，後入血室，故當去參棗，惟胃無邪，及中虛之人可用之耳。同傷寒溫熱之邪，來路不同，治法有異也。

更經緯此爲主臬

王士雄曰：溫邪熱入血室有三證：如經水適來，因熱邪陷入而搏結不行者，此宜破其血結；若經水適斷，而邪乃乘血舍之空虛以襲之者，宜養營以清熱；其邪熱傳營，逼血妄行，致未當期而至者，宜清熱以安營。

溫證論治二十則，乃天士先生遊於洞庭山，門人顧景文隨之舟中，以當時所語，信筆錄記，流傳於後，更增名家註釋也。

王士雄按註：沈月光和血逐邪湯 治傷寒熱入血室，氣滯血瘀，而胸滿腹脹痛甚者甚效。

柴胡 秦艽 荊芥 香附 三稜

厚朴 枳殼 當歸 芎藭 益母艸

木通 赤芍 童便少許爲引

葉天士先生伏氣時邪篇

伏氣春溫

春溫一症由冬令收藏未固昔人以冬寒内伏入春發於少陽以春木内應肝膽也寒邪深伏已經化熱昔賢以黃芩湯為主方苦寒直清裏熱熱伏少陰苦味堅陰乃正治也知溫邪忌散不與暴感門同法

黃芩湯

黃芩　芍藥　炙草　大棗

若嘔加半夏生姜

伏氣春溫

若因外邪先受引動在裏伏熱必先辛涼以解新邪蔥豉主之繼進苦寒以清裏熱

蔥豉湯

連鬚蔥白頭　淡豆豉

風溫

風溫春月受風其氣已溫此證發熱喘嗽首用辛涼清肅上焦夫肺位最高邪必先傷此手太陰氣分先病失治則入手厥陰心包血分亦傷蓋足經順傳如太陽傳陽明人皆知之肺病失治逆

薛生白先生濕熱病篇

濕熱症提綱

濕熱症，始惡寒（陽為濕遏而惡寒），後但熱不寒（濕鬱成熱，故反惡熱，所謂六氣皆從火化也），汗出（自汗也，熱甚於陽明則汗出；又云熱在濕中，蒸濕為汗），胸痞（濕蔽清陽則胸痞），舌白或黃（濕邪內盛則舌白，濕熱交蒸則舌黃），口渴不引飲（熱則液不升而口渴，濕則飲內留而不引飲）。已上皆濕熱皆有之見症也。

甚則耳聾（暑濕之邪上蒙蔽清陽則耳聾），乾嘔、痙厥（濕熱內擾肝脾胃則乾嘔而痙厥也），或四肢倦怠（濕困脾胃），肌肉煩疼（濕熱在脾胃之表）。

濕熱提綱

凡濕熱之症，當陽明（胃）太陰（脾）居多。病在二經之表，多兼少陽三焦；病在二經之裏，每兼厥陰風木。以少陽厥陰同司相火，陽明太陰濕熱內鬱，鬱甚則少火皆成壯火，而表裏上下充斥肆逆，則化火身發熱，乾嘔煩擾不寐，發痙發厥，種種而種種之變局生矣。

若邪由口鼻吸入，直趨中道，則病歸膜原。膜原乃寔熱起伏處。病於膜原者，三焦空隙之所也，外達軀殼，內連臟腑。從外達則歸輕，從內入則重，歸陽明為多也。

膜原乃網油也，乃經膜牽連藏府軀殼之物。

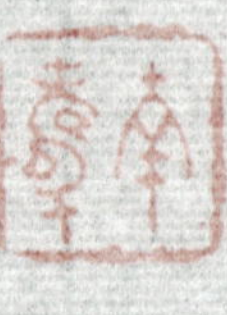

薛生白先生濕熱病篇

濕熱者王士雄曰既受濕又感暑即是濕温 喻嘉言曰夏令地氣已熱又加天上之暑為之三氣也

經曰因於溼首如裹故知多重脹而痛夏月者頭痛正因於此

濕熱病第一條 身熱 惡寒無汗身重頭痛濕在表分

身重惡寒濕遏衛陽之表頭痛必挾風邪故宜羌活之類不獨勝濕且以祛風此條乃陰濕傷表之候宜疏方選用

此方重在無汗故用燥濕表散藥藿之人相宜如濕者宜疏通之

藿香 香薷無汗宜 蒼术舌白滑宜 羌活頭不痛去之 牛蒡

葛根無湯明表證不宜 神麯 薄荷無汗者宜 陳皮 枳殼

桔 半 厚朴花 荊皮 佩蘭 大豆卷

濕熱

濕熱病第二條 惡寒發熱身重關節疼痛濕在肌肉不為汗解

此數清胃脘之熱當入芦根桔蔞枳黑梔竹茹川斛之類選擇用之原方乃辛散芳香之劑也即清胃脘之熱者須理之清故加涼劑

汗出關節疼痛乃濕邪初犯陽明之表即清胃脘之熱者不欲濕熱上蒸而欲其下走此乃陽濕傷表

此證亦須清胃脘之熱致滑石之方注重解表辛散即滑石茯苓荷葉猶清亦不能清胃脘之熱

豆卷 滑石 苓皮 蒼术不惡寒去之 藿葉

荷葉 通草 桔梗 神麯 廣皮

濕熱病第三條 三四日即口噤四肢牽引拘急甚則角弓反張濕熱侵入經絡脉隧

按此條必先為多因陰虧不耐暑熱則生風動肝 虛證及極虛之人亦易發此不可不防

此溫邪挾風，風為木之氣，風動木張，乘入陽明之絡則口噤；走竄太陰之經則拘攣。況風氣通肝，肝之主筋，故用芳藤濕熄風，疏肝通絡。

此條語明晰，方法王氏斟酌更妥當。

用羚羊角（先煎）　川連（酒炒）　秦艽　丹皮　合綠豆　鉤鉤　枇杷葉　忍冬藤　滑石　白蒺藜　竹茹　池菊

鮮地龍　秦艽　威靈仙　蒼耳子

絲瓜絡　滑石　酒川連　海風藤

王士雄擬去地龍、靈仙、蒼耳、風藤，加

羚羊角　竹茹　鉤鉤　桑枝　丹皮

濕熱病第四條　壯熱口渴，舌黃或焦紅，發痙，神昏譫語

或笑，邪灼心包，營血已乾。（一作營血已耗。按已耗字為是，耗謂消耗也，乾太呆矣。）

此宜以後方合時

羚羊　石膏　鮮生地　元參　石斛　鉤鉤　石菖蒲　貝母　竹茹　銀花露　萬氏牛黃丸

上言痙，此言厥。溫暑之邪，本傷陽氣，及至熱極逼入營陰，則津液耗而陰亦病，心包受灼，神識昏亂，用藥清熱救陰，泄邪平肝為務。

西牛黃　[illegible]　元參　鮮石菖蒲

羚羊角　鮮生地　鉤鉤（後下）　銀花露（沖入）

至寶丹（去蠟殼研細，用銀花露或計梨汁竹瀝等化下）

濕熱病第五條　發痙，神昏笑妄，脈洪數有力，開泄不效者，濕

甚，蕴结胸膈，宜仿凉膈散。若大便数日不通者，热邪结闭肠胃，宜仿承气微下之例。

此乃阳明实热，或结胸膈，或下结肠胃。清其浅邪者，散络中流走之热，而不能除肠中蕴结之邪，故阳明之邪仍假阳明为出路也。若舌色白滑，不渴，腹虽胀满，是太阴寒湿，宜温中化湿，不可议下。

凉膈散 又名连翘饮子

徐回溪云：此泻上中二焦之火，即调胃承气加疏风清热之品。

湿热

连翘四分 元明粉 生草 生大黄各斤

薄荷 黄芩 栀子各斤 每服生竹叶七片

承气汤 此为下法祖方，变方甚多，存方备查。

酒洗大黄 元明粉 厚朴 枳实

秋水丸 附方 以大黄一味，用秋露水拌蒸，蒸透为丸，下暑热挟痰凝结于胃。白露降，暑气消，大黄下阳明之热。

湿热病第六条 壮热，烦渴，舌焦红或缩，斑疹，胸痞，自利，神昏，痉厥，热邪充斥表里三焦。

此痙厥中之最重者，上為胸悶，下挾熱利、斑疹、痙厥，陰陽告困，獨清陽明之熱，救陽明之液，為急務者，恐胃液不存，其人自焚而死也。

犀角片　羚羊角　元參　丹皮

鮮霍斛　鮮石菖蒲　鮮生地　金汁

紫草　連翹

蔗漿加竹瀝　銀花露　紫雪　神犀丹　皆可選用。

濕熱病第七條　寒熱如瘧，舌苔白滑，口不知味，濕熱阻遏膜原。

瘧由暑熱內伏，秋涼外束而成。若夏月腠理大開，毛竅疏通，安得成瘧？而寒熱如瘧發作者，以膜原為陽明之半表半裏，濕熱阻遏，則營衛氣爭，證雖如瘧，不得與瘧同治，故倣達原之例。蓋一由外涼束，一由內濕阻也。

夏月此病最多，余常用之，一二劑即見效。

吳又可達原飲　治濕熱舌白滑，邪伏膜原，寒熱無定，或數瘧。

檳榔　厚朴　草果

知母　黃芩　芍藥

甘草

柴胡　製川朴　檳榔　草果　藿香

蒼术　薑半夏　六曲　乾菖蒲　六一散

或檳榔、草果易大腹絨、蔻仁，或加陳皮、枳殼、青皮、赤苓之。

濕熱病第八條數日後脘中微悶知饑不食溼邪蒙繞三焦溼熱已解餘邪蒙蔽清陽胃氣不舒宜用極清輕之品以宣上焦陽氣

藿香葉　薄荷葉　冬瓜子　鮮荷葉

佩蘭葉　蘆尖　枇杷葉

濕熱病第九條初起發熱汗出胸痞口渴舌白濕伏中焦濁邪上干則胸悶胃液不升則口渴病在中焦氣分故多開中焦氣分之藥此條多有挾食者其舌根見黃色宜加瓜蔞南查萊菔子

製川朴　廣藿梗　光杏仁　枳殼

薑半夏　廣鬱金　煨草果　吉梗

白蔻仁　六一散　佩蘭葉　蒼术

此病初發每々多此用下方濕展以而熱盡解若早用清寒流戢病必不解變端莫測

此條偏重於熱病在氣分緩

濕熱病第十條數日後胸痞自利溺赤身熱口渴溼利〔流〕下焦下焦屬太陰所司陰道虛故自利化源滯則溺赤脾不轉津則口渴總由太陰溼勝故也濕滯下焦故獨以分利為治然兼證口渴胸痞須佐入吉梗杏仁豆卷開

泄中上源清則流自潔不可不知以上三條俱濕重於熱之候

滑石　豬苓　茯苓　澤瀉

萆薢　通草

此言辛泄太過即可變熱之證為宜用辛開熱已正文非戒辭也

濕熱病第十一條舌遍體白即舌質淡苔滿白口渴濕滯陽明宜用辛開

此濕邪極盛之候口渴乃液不上升非有熱也辛泄太過即可變而為熱而此時濕邪尚未蘊蒸化熱故重用辛開使上焦得通津液得下也

厚朴　草果　姜半夏　乾菖蒲

濕熱病第十二條舌根白舌尖紅濕漸化熱餘濕猶滯宜辛泄佐以清熱

濕熱參半之證而燥濕之中即佐清熱所以存陽明之液也

蔻仁　姜半夏　乾石菖蒲　豆卷

連翹　綠豆衣　六一散

濕熱病第十三條初起即胸悶不知人瞀亂大叫痛濕熱阻閉中上二焦

此係濕熱夾食而吸受臭穢立刻胸悶腹痛瞀亂並不吐瀉俗言絞腸之痧乾霍亂也宜取逐穢開通者

此乃濕熱俱盛之候去濕藥多清熱藥少者以病在

初起邪阻清閉，不得不以辛通開氣為急務，不欲以寒涼凝滯氣機也。

草果　檳榔　鮮石菖蒲　芫荽　六一散

皂角　地漿水煎　或用太乙玉樞丹末之，菖枝佛手湯下。

王士雄言：宜去芫荽，用蘆白茅可配栝蔞梔豉者，則配之。

濕熱病第十四條：四五日口大渴，胸悶欲絕，乾嘔不止，脈細數，舌光如鏡，胃液受劫，膽火上衝。

濕熱

此營陰素虧，木火素旺者，木乘陽明，耗其津液，幸無飲邪，故一清陽明之熱，一散少陽之邪。

西瓜白汁　金汁　鮮地汁　甘蔗汁

磨廣鬱金、香附、廣木香、台烏藥汁沖服。

濕熱病第十五條：身熱口苦，嘔吐清水，或痰多，濕熱內留，木火上逆。

此素有痰飲而陽明少陽同病，故一以滌飲，一以降逆。

溫膽湯方

半夏　枳實　茯苓　橘紅　甘草

竹茹　或加芩薑，或加川連。

[illegible]

[illegible]

[illegible]

[illegible]

[illegible]

[illegible]

[illegible]

[illegible]

[illegible]

[illegible]

[illegible]

[illegible]

[illegible]

[illegible]

[illegible]

[illegible]

碧玉散方　青黛　甘草　塊滑石

濕熱病第十六条　嘔噁不止，晝夜不差，欲死者，肺胃不和，胃熱移肺，肺不受邪也。此方名連蘇飲，昔方雖小，極有效驗

肺胃不和，最易致嘔。胃熱移肺，肺不受邪，還歸於胃，必用川連以清濕熱，蘇葉以通肺胃之氣

川連三四分　蘇葉二三分　煎湯呷下即止

濕熱病第十七条　欬嗽晝夜不安，甚至喘不得眠，或喘逆面赤氣粗，乃暑邪入於肺絡

濕熱

八

人但知暑傷肺氣則肺虛，而不知暑滯邪（肺）絡則肺實，葶藶引滑石直瀉肺邪，則病自除

葶藶子　六一散　枇杷葉

濕熱病第十八条　數日後，汗出熱不除，或痙，忽頭痛不止者，營液大虧，厥陰風火上升

濕熱傷營，肝風上逆，血不榮筋而痙，上升巔頂則頭痛，熱氣已退，而氣獨張，故痙而不厥，投以熄風為標，養陰為本。

[illegible]

[illegible]

[illegible]

[illegible]

[illegible]

[illegible]

[illegible]

[illegible]

[illegible]

[illegible]

[illegible]

[illegible]

[illegible]

[illegible]

[illegible]

[illegible]

[illegible]

[illegible]

[illegible]

羚羊角　鉤上　鮮生地　女貞子

白蒺藜　桑葉　烏元參

濕熱病，第十五條。十餘日，大勢已退，惟口渴汗出，骨節隱痛，

餘邪留滯經絡。

病後邪未盡，陰液受傷，故口渴身痛。此時救液則

助濕，治濕則劫陰，宜元米湯泡於朮，去朮飲湯，取氣

不取味，為滋養逐濕之法。

王士雄擬用　沙參　麥冬　石斛　枇杷葉　冬瓜　荷湯代水

濕熱

九

若老人夏日熱極，入河澡冷浴，閉汗，亦宜汗解。

濕熱病，第二十一條。胸痞，肌肉微疼，始終無汗者，腠理

暑邪內閉。

濕熱病發汗，昔賢有禁，此不微汗之，病必不除。既有

不可汗之戒，復有得汗始解之治，臨證者當知所變通。

六一散　兩包煎　薄荷　分後下　飲之得汗熱解

按：此為濕熱蘊遏，氣機不宣，故辛涼解散。汗出灌浴

之輩最多此症，若頭痛惡寒，宜香薷飲加味。

厚朴　香薷　炒扁豆皮　鮮藿香　荷梗草

濕熱病第二十一條 按呂治之數日後忽吐下一時並至者中
氣虧損升降悖逆
升降悖逆法當和中猶之霍亂之用六和湯也
薑半夏 扁豆炒 米仁炒 原谷芽 甘草炒
白茯苓 蓮子 砂仁 姜竹茹 陳皮炒
若太陰憊甚中氣不支非理中湯不可
人參 於朮炒 甘草炙炒 炮姜 加附子者名附子理中湯又
濕邪過服寒涼故言可服理中或傷飲食或因懊惱須和肝胃 濕熱 十

濕熱病第二十二條 十餘日後脈左關弦數腹時痛時圊血
肛門熱痛血液內燥熱邪傳入厥陰
熱入厥陰而下利即不圊血亦當宗仲景治熱利法若竟
逼入營陰安得不用白頭翁湯涼血而散邪乎設熱入
陽明而下利即不圊血又宜師仲景下利譫語者胃燥
施用小承氣湯之法矣
白頭翁湯方 治厥陰熱利
白頭翁 川連 川柏 秦皮

小承氣湯方　治陽明症譫語便鞕潮熱而喘

大黃　　薑川朴　　麩炒枳實

濕熱病第二十三條　十餘日後尺脈數下利或咽痛口渴心煩水泉不足熱邪直犯少陰

因一下利首厥少之分厥陰宜寒少陰宜涼仿豬膚湯法務少陰亦首係膿血之候不可不細審也

豬膚湯方　治少陰咽痛潤肺胃之燥解虛煩而緩中

刮淨豬膚　　白米粉　　白蜜
熬熟

十一

濕熱病第二十四條　身冷脈細汗泄胸痞口渴舌白濕中少陰之陽　肥胖氣虛之人夏月多有是病

濕邪傷陽理合扶陽逐濕口渴為少陰證烏得妄用寒涼耶　此濕熱病之類證乃寒濕也故傷人之陽氣或濕熱證誤治但與清熱失於化濕亦有此變

人參　　白朮　　附子　　茯苓　　益智仁

濕熱病第二十五條　暑月病初起但惡寒面黃口不渴神倦四肢懶脈沉弱腹痛下利濕困太陰之陽　此重在濕困太陰之陽

凡暑邪傷陰、傷陽、消爍、宜清、宜疏，此濕濁瀰漫、宜溫

散，宜緩散、縮脾飲、大順散、來復丹等法

縮脾飲方 砂仁 草果 烏梅 甘草

扁豆 葛根

冷香飲子方 宋刻刻鎚胃用此方救諸

附子末 陳皮末 炙草末 草果末 吳萸末 各炒透磨細點

生姜十片 並好用井水冷煎冷服以除假熱真寒

大順散方 甘草 乾姜 肉桂 杏仁

濕熱

十二

來復丹方 治過食生冷、或冒暑熱、中脘閉結、霍亂吐瀉、

元精石 硫黃 硝石各一兩研細，微火炒成砂子，研細再入

五靈脂 青皮 橘紅各二錢 共末，醋糊丸如桐子，服三十粒

按：仲景曰，自利不渴屬太陰，以其臟有寒也。今濕重

惡寒不發熱，即為太陰證之寒濕也。亦或腹冷脈細，必

須姜附理中法。

濕熱症 第二十六條 按法治之，諸症皆退，惟目瞑則驚悸

夢惕，餘邪內留，膽氣不寧。二十八條二十七條皆錄調理餘病

酒浸郁李仁　薑汁炒棗仁　猪膽皮

膽熱內擾，魂不歸肝，用郁李泄邪，以酒行之；棗仁入肝安神，以薑汁製之；膽皮為引經，安神而兼散邪也。

王士雄云：肝性喜涼，宜佐黃連、山梔、竹茹、桑葉。

濕熱症，第二十七條：曾開泄下奪，惡候皆平，獨神不清，倦語不思食，溺數，唇齒乾，胃氣不輸，肺氣不布，元神大虧，宜

人參　麥冬　石斛　木瓜　生甘草

生穀芽　蓮子

王云：此肺胃氣液兩虛之證。

濕熱症，第二十八條：四五日，忽大汗出，手足冷，脈細如絲或絕，口渴，莖痛，而起坐自如，神清語亮，乃汗出過多，衛外之陽暫亡，濕熱之邪仍結，一時表裏不通，脈故伏，非真陽外脫也。宜

此見於大汗手足冷，脈細如絲，少頃即汗斂肢溫脈復耳。所以下有一時表裏不通之語，切勿誤認。

官桂　猪苓　茯苓　澤瀉

酒炒川連　滑石　生地　耆皮

諸症全似亡陽，獨於舉動神氣得其真情，以口渴莖痛知其邪結，以神清語亮知非脫症。

紓也時讝語者邪欝心包也以梔豉涌泄引胃脘之陽而開心胸之表邪從吐散

淡豆豉　黑梔　枳殼　桔梗　無汗加葛根

濕熱症第三十一條　婦人經水適來壯熱口渴讝語神昏胸腹痛或舌無苔脈滑數邪陷營分

王士雄云世人但知用小柴胡湯一法而不分傷寒溫暑者之病何也而無茜根宜易丹皮赤芍

犀角　紫草　茜根　貫衆　連翹

鮮石菖蒲　銀花露

熱症第三十二條　上下失血或汗血毒邪深入營分走竄欲泄宜大劑清泄　此症雖險尚易措手

熱逼而上下失血汗血勢極危而猶不即壞者以毒從血出生機在是大進涼血解毒之劑以救陰泄邪邪解而血自止矣王氏言此感受暑熱不兼濕者故曰熱症

烏犀角　鮮生地　赤芍　丹皮

連翹　紫草　茜根　銀花

溼熱之症第三十三条七八日口不渴聲不出與飲食亦不卻吴本有二便自通句默默不語神識昏迷進辛香涼泄芳香逐穢俱不效

此邪入吴本云邪入手厥陰厥陰主客渾交倣吴又可三甲散此條立方不易

暑溼先傷陽分然病久不解必及於陰陰陽兩困氣鈍血滯而暑溼不得外泄遂深入厥陰絡脈凝瘀使一陽不能萌動生氣有降無升心主阻遏靈氣不通所以神不清而昏迷默默也破滯通瘀斯絡脈通而邪得解矣

溼熱

醉地鱉蟲　醋炒鱉甲　土炒穿山甲

生直殭蠶　柴胡　桃仁泥

溼熱症第三十四条口渴舌黄起刺脈弦緩囊縮舌硬譫語昏不知人兩手搐搦津枯邪滯宜

鮮生地　蘆根　生首烏　鮮稻根

若脈有力大便不解者大黄亦可加入

胃津劫奪熱邪內據宜潤下以泄邪徒用清滋無當病情故倣承氣之例以甘涼易苦寒正恐胃氣受傷

胃津不復故也。

濕熱症第三十五条　發痙撮空，神昏笑妄，舌苔乾黄起刺，或轉黑色，大便不通者，熱邪閉結胃腑，宜用承氣湯下之。

酒洗大黄　元明粉　厚朴　枳實

撮空非大實即大虛，虛則神明渙散，將有脫絶之虞；實則神明被逼，故多撩亂之象。今舌苔黄刺乾澀，大便秘而不通，其爲熱邪内結陽明腑熱顯然矣。徒事清熱泄邪，止能散絡中流走之熱，不能除胃中藴結之邪，故假承氣以通地道。於舌不乾黄起刺，不可投也。

王士雄言：濕未化燥，腑實未結者，不可下，下則利不止；如已燥結，亟宜下奪，否則垢濁熏蒸，神明蔽塞，腐腸爍液，莫可挽回矣。

溼熱症第三十七条　壯熱口渴，自汗身重，胸痞，脈洪大而長者，此太陰之溼與陽明之熱相合。

熱渴自汗，陽明之熱也；胸痞身重，太陰之濕兼見矣。脈洪大而長，知溼熱滯於陽明之經，故用蒼术白虎湯以

清熱散濕，猶乃熱多濕少之病。

蒼术　石膏　知母　甘草　粳米

濕熱症第三十七条：濕熱傷氣，四肢困倦，精神減少，身熱氣高，心煩溺黄，口渴自汗，脉虚者，東垣用清暑益氣湯。

同一熱渴自汗，而脉虚神倦，便是中氣受傷，而非陽明鬱熱。王士雄云：東垣方雖名不符實，擬方代之。

此方王士雄製名清暑益元飲

西洋参　麦冬　竹葉　知母　粳米

石斛　黄連　荷梗　甘草　西瓜翠衣

濕熱

暑月第三十八条：熱傷元氣，氣短倦怠，口渴多汗，肺虚而欬者，宜生脉散之類。

肺實則氣粗，肺虚則氣短，實則瀉，虚則補，方名生脉，則熱傷氣之脉虚欲絶可知，亦治暑者之方也。

人參　麦冬　五味子

暑月第三十九条：乘涼飲冷，陽氣為陰寒所遏，皮膚蒸熱，凜凜畏寒，頭痛形重，自汗煩渴，或腹痛吐瀉者，宜香薷飲之類。

此因避暑而受寒濕，雖病於暑月，而非暑病，故以辛溫善泄，不可以治不挾寒濕之暑者也。

陳香薷　厚朴　扁豆

濕熱第四十条　內滯太陰，鬱久而為滯下，其證胸痞腹痛，下墜窘迫，膿血稠黏，裏結後重，脈耎數者，

今之痢疾，古名滯下，由濕熱之邪內伐太陰，阻遏氣機，以致太陰失運，少陽失疏達，熱鬱濕蒸，傳道司失其常度，蒸為敗濁膿血，下注肛門，故後重；氣壅不化，仍數至圊

濕熱

九九

而不能便。傷氣則下白，傷血則下赤，氣血並傷，赤白兼下，濕熱並盛，故痢成五色。

厚朴 除濕行氣滯　檳榔 下逆破結氣　黃芩 清脾之熱　木香　神麴 疏中氣之滯

葛根 升下陷之胃氣　柴胡 升土中之木氣　銀花　荊芥炭 熱侵血分而便血，入清營之熱

黃連 熱甚於裏者用此清之　若大實而痛，宜增大黃。

王士雄云：嘔者忌木香，無表證者忌柴葛。

第四十一条　痢久傷陰，虛坐努責者，宜

熟地炭　炒當歸　炒白芍　炙甘草　廣皮

[illegible]

[illegible]

[illegible]

[illegible]

[illegible]

[illegible]

[illegible]

[illegible]

[illegible]

[illegible]

[illegible]

[illegible]

[illegible]

[illegible]

[illegible]

[illegible]

裏結欲便，坐而不得便者，謂之虚坐努責。痢久血虚氣陷，而急迫欲便而不得便，故以養陰。

第四十二条 痢久傷陽，脈虚滑脫者，宜真人養臟湯加味。

人參　白术炒香　肉桂　訶子肉　木香

肉豆蔻　罌粟殼　甘草　當歸　白芍

王士雄按：此條非一瓢手筆，用者宜斟酌之。

第四十三条 暑濕內襲，腹痛吐利，胸痞脈緩者，濕濁內阻太陰。

濕熱

二十

此暑微濕盛之症，故以芳香辛燥化濁，宜縮脾飲。

縮砂仁　烏梅肉　煨草果　炙甘草

乾葛　白扁豆

第四十四条 暑月飲冷過多，寒濕內留，水穀不分，上吐下瀉，肢冷脈伏者，宜大順散加味。

甘草　乾姜　杏仁　肉桂

陳皮　茯苓

暑月過於貪涼，寒濕外襲者，用香薷飲；寒濕內侵者，有

大順散，吐瀉，肢冷，脈伏，是脾胃之陽爲寒濕所蒙，不得升越，故宜溫熱調脾胃，利氣散寒也。

王士雄言：此條明言暑月飲冷過多，寒濕內留，水穀不分之吐利。若肢冷脈伏而舌苔黃，煩渴，溲赤，便穢之兼證，即爲暑熱致病，誤投此方，禍不旋踵。

第四十五條　腹痛下利，胸痞煩躁，口渴，脈數大，按之豁然空者，宜冷香飲子。

不特溼邪傷脾，抑且寒邪傷胃，煩躁熱渴，極似陽邪爲病，惟數大之脈，按之豁然而空，知其躁渴等證，爲虛陽外越，而非熱邪內擾，故以此方冷服，俾下咽之後，冷氣既消，熱性乃發，庶藥氣與病氣無扞格之虞也。然須細察其果爲虛陽外越，其渴必不嗜飲，其舌色必淡白，或紅潤而無乾黃黑燥之苔，其便溺必溲白而非穢赤，審定方無貽誤也。

濕熱

二三

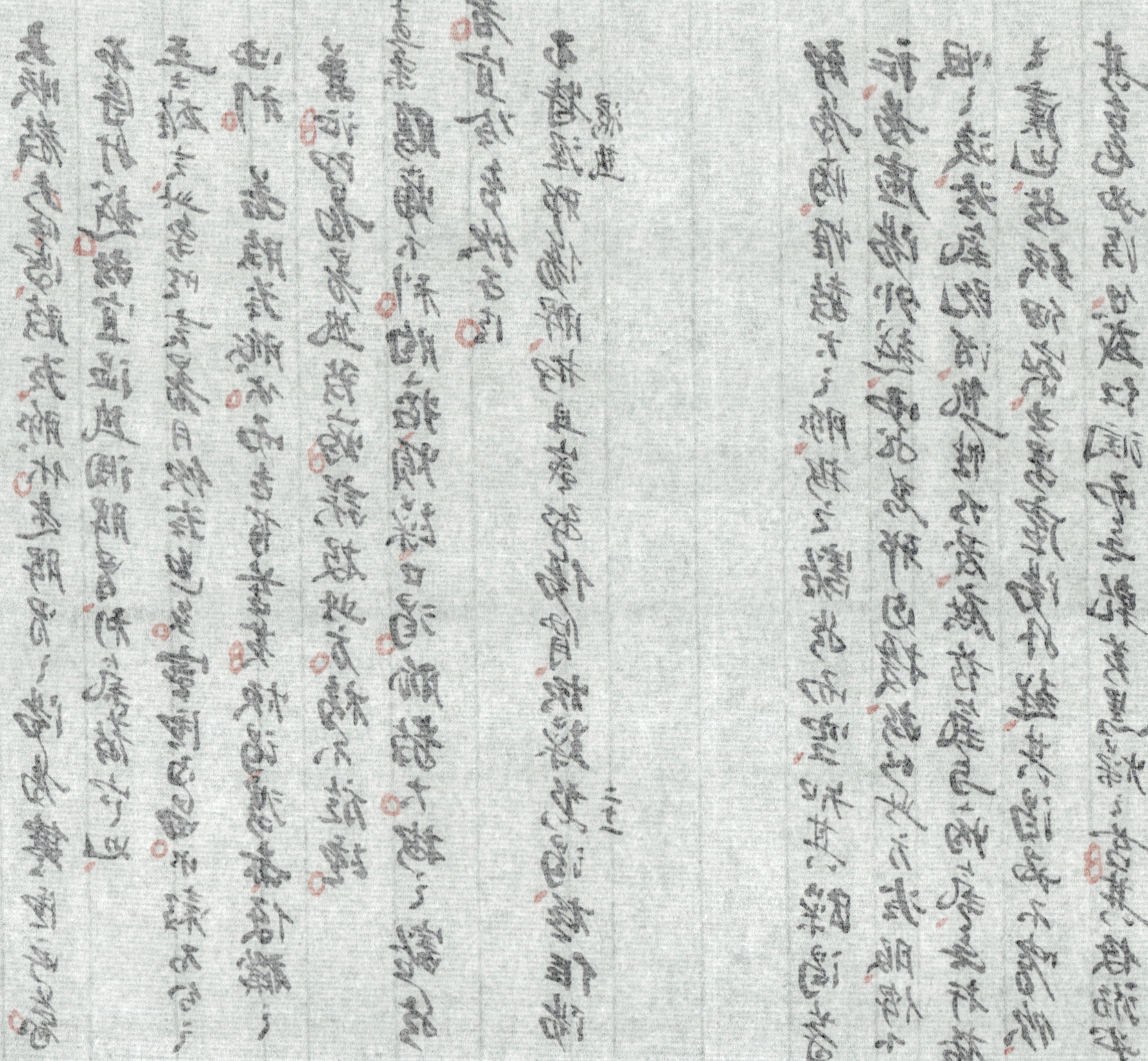

[illegible]

[illegible]
[illegible]
[illegible]
[illegible]
[illegible]

[illegible]
[illegible]

[illegible]
[illegible]
[illegible]
[illegible]
[illegible]
[illegible]

邵步青先生集伏暑篇

伏暑原因

暑熱傷氣，故多伏於三焦，在臟腑之外，肌肉之裏，至伏之久而發動，但現昏憒、疲倦、膈熱、煩悶、嘔噁，二便不利，口渴乾燥，腹痛痞塞，外則燒灼不已。

三焦乃臟腑空隙之所，外隣軀殼，內連臟腑，不達於外，外熱必自達；若邪歸於胃，必假下法，亦易之發刺。

論初起之脈

凡伏邪病，脈多鬱伏不起，或三部，或六部俱伏，四肢逆冷，此係熱深厥深，大忌誤認爲陰症也。但照伏暑用辛涼達解，邪透而脈起矣。

論伏暑見證

伏暑初起，身微熱，或壯熱，口或渴，或不渴，舌苔或黃，或白，或赤，或乾，或濕，睡夢不寧，惡心胸痞，悶煩燥無奈，或吐，或瀉，小便秘赤，但脈不浮，身熱無汗，即熱亦不甚，以此辨非新感耳。近日伏暑亦有忽寒忽熱，四肢鼻冷，甚則耳聾，牙齒焦乾，煩躁不寧，或大汗或無汗者。辛亥七月巧日韓紀

惟察其舌白，脘悶惡心，氣悶者，邪伏氣分。在氣者，發以辛苦，溫佐以微涼；熱勢甚而耗津者，純以辛涼解散，開熱除

近日之用霍斛犀參石以為膩之劑邪撲正托邪之法

結使脈伏者，俟脈轉浮大數，微形忽者，將去暢然；無汗者，俟至厥汗後，赤者將去清利，如是則邪化矣。若舌絳乾光，昏悶厥逆，日輕夜重，煩躁不寧者，邪伏血分；在血分者，須審熱甚，宜清熱；傷津液者，宜滋；昏閉者宜開，以宣膻中包絡之熱；心煩躁者，宜輕清上焦心肺之熱；陽入者，宜扶正以托邪，使邪出陽分為安。

凡治伏邪，須優游漸漬，屢汗而解，以邪纏臟腑經絡，日久蒙蔽，邪未化而遽遽理固然也；須款款以待，務使無正氣與邪俱耗之虞。款款以待病邪漸化，庶無邪正並亡之禍；奈醫者祗知戰而不知守，病者性急不耐，病家疑而更醫，皆足為患。

夏秋暑者，邪內伏，深入重圍，根深蒂固，所感既深，決非一二次汗可除。故伏暑為病者，在陰分纖微處，留者可稽其病中臟腑出之勝亂而失期也，又當因其汗之多寡而為補養升發之術。

上焦如霧，主氣，氣之天氣，治宜辛涼微苦輕以去實，如後列之類。

連翹　薄荷（汗少者宜）　白蔻仁　豆卷

此皆伏暑初病之藥，所謂辛涼清解。

竹葉　荷葉　絲瓜藤　佩蘭葉

西瓜翠　通草　冬瓜皮　杏仁

川貝　吳橘紅

此種中焦熱須清重者宜之。

中焦如漚，如氣在水上，治宜苦辛宣通，如後列之類。

煨草果　廣陳皮　厚朴　蒼朮

香薷　滑石　石膏　黃芩

黃連

下焦如瀆，主宣通乎壅滯，治宜通利二便，如後方。伏暑 三

此方平穩可用

五苓散　利濕瀉熱，太陽病濕熱下則引而竭之，從小便去。

白朮　豬苓　茯苓　澤瀉　肉桂　桂須斟酌

六一散　又名天水散　利濕熱，熱散則三焦甯而表裏和，去則關竅通而陰陽利，肺下清水道，暑熱滲泄之功。

滑石　甘草　加辰砂名益元散

桂苓甘露飲　三石滌三焦六腑之熱，五苓開太陽，利膀胱。

能解暑伏之邪　河間方

石膏　寒水石　滑石　肉桂　白朮

澤瀉　知母　黄芩　甘草

猪苓湯仲景　陽明病脈浮發熱渴欲飲水少陰下利六七日咳而嘔渴心煩不得眠

猪苓　茯苓　澤瀉　阿膠　滑石

承氣湯仲景　邪含蘊結陽明大便不解

錦紋大黄　元明粉　川朴　枳實

所列五方暑分緩急須看病在何經何臟各隨見症分別用之不可誤也

伏暑

虛邪兩字雖本之內經乃實邪兩字之對待殊不甚可解其言虛邪乃因虛而邪內結也所以滋陰托邪之法立身正虛而感邪謂之虛邪見內經註其所言虛邪者乃正虛而不得托邪外達也凡言虛邪皆當如此解之

暑邪內伏交秋而發頭痛發熱體痛此新邪引動伏邪之病伏邪自內發出故不惡寒暑濕內鬱故小便短少但當察其在表在裏在腑在臟而達解之按伏邪發熱先一汗可解初起新涼外束以辛涼解外外解已而熱不罷則伏邪發見矣因所感之新邪隨大汗而解所伏之暑邪隨大汗而發須審其臟腑表裏陰陽或和解或發之達之若陰陽兩傷虛邪因而內結者又當和其陰陽之厥虛邪亦從外越

總之伏邪潰散，自內達表而解。若伏於深分者，最難透汗，須扶正託邪，方汗出至足而愈也。

暑伏三焦

伏暑蘊熱，因閉於膈，其氣先通心肺，膻中火熾煩熱，當上下分消，宜涼膈散；大便利者，去硝黃，加竹葉。熱從包絡而發，心煩躁渴，昏譫瘈厥，宜宣通膻中熱氣，兼驅伏暑，牛黃清心丸、辰砂益元散，調入竹葉、連翹、犀角、鮮生地等湯劑中。伏暑

涼膈散方

竹葉　薄荷　連翹　甘草
梔子　黃芩　桔梗　白蜜

此易老加減之法也。手足少陽俱下胸膈，同相火遊行一身之表，乃至高之分，故用舟楫之劑，浮而上之，以除胸膈六經之熱也。

萬氏牛黃清心丸　暑伏心包，神昏瘈厥者宜之。

牛黃　辰砂　黃連　黃芩

栀子　鬱金

伏暑引飲脾胃不和消暑丸

黄連　半夏　甘草　茯苓（此即黄連消暑丸方）

身熱煩渴小便不利者天水散或桂苓甘露飲（甘露飲方在前）

辰砂　滑石　甘草（此上三味名益元散亦名天水散）

（即黄連溫膽去栝蔞也）

伏暑煩渴而多熱痰者黄連消暑丸或用

黄連　茯苓　半夏　橘紅

甘草　姜汁竹茹

伏暑

六

伏暑引飲嘔噦惡心者枇杷葉散

枇杷葉　厚朴　丁香　香薷　麥冬

白茅根　陳皮　甘草　木瓜　生姜

暑氣久而不解遂成伏暑內外俱熱煩躁自汗大渴喜冷宜黄連香薷飲（濕熱並伏在表達）繼進白虎湯（清陽明經熱）若不愈者暑毒深入結熱在裏譫語煩渴不欲近衣大便結秘小便赤色者三黄石膏湯調胃承氣湯（此三方並導熱從下達）

黄連香薷飲

黄連　厚朴　香薷　扁豆 依注補入

白虎湯 仲景 陽明熱病化燥

石膏 辛寒清　知母 苦寒降　粳米　甘草 甘緩扶元

液枯者加人參

三黄石膏湯 從溫熱全書補入

黄連 酒炒　黄芩 酒炒　黄柏 酒炒　知母　山梔

石膏　羌活　甘草　麻黄　豆豉

用葱　薑　地漿水煎

伏暑

七

調胃承氣湯

酒浸大黄　元明粉　炙甘草

伏暑霍亂腹痛泄瀉(吐瀉)正氣散，汗出(四肢冷)厥冷脈微甚勢危者人參湯下來復丹，身熱足冷者五苓散湯下 五苓方見前

藿香正氣散方 (霍乱必吐瀉並作)

藿香　砂仁　厚朴　茯苓　紫蘇

陳皮　白术　半夏　桔梗　白芷

炙草　生姜 一片　紅棗 三枚

不換金正氣散 中氣不和水濕不行者宜

藿香　蒼术　川朴

半夏　陳皮　甘草

除此備用

來復丹 說見薛氏案辨列前備查

硝石 硫黃 元精石 五靈脂 橘紅 青皮

為末，醋糊丸，每服須用五分，少則恐不足治此之病，用者量之。

口苦咽乾，多嘔，虛煩不眠者，溫膽湯。

竹茹 枳實 半夏 陳皮

茯苓 甘草 生薑 大棗

伏暑壅閉，劫陰，渴欲飲水者，醋黃湯。方見前案

伏暑攻裏，腹內刺痛，小便不通，五苓加木香，或益元散下。

伏暑

八

血者，黃連香薷飲、瀉火散；小便如血，蓄熱大渴者，五苓散、香薷飲，或佐三黃丸。

五苓方 益元方 香薷飲 見前黃連香薷飲同

三黃丸方 三焦積熱，以膈煩躁，小便赤澀，大便秘結。

黃芩 黃連 大黃

瀉火散方 夏月卒倒，不省人事，名曰暑風，乃心火暴甚，暑熱乘之，令人噎悶，昏不知人，以其人瀉血素虧，暑毒深入血分，以此平常之藥，清解血分之暑風。

黃連 地榆 青皮 炒白芍

仲景四逆散

伏暑因伏熱厥先熱而後四肢冷者以此和解神達 为[illegible]

痢下重者加薤白升

柴胡　芍药　枳实　甘草

更衣丸

津液不足腸胃乾燥大便不通以硃砂性寒重墜下達

芦荟液頗味苦膏潤下濟苦寒從上導胃腸開而便行

芦荟　硃砂　好酒和丸每服千

伏暑

九

上年治一少年鼻衄血涌出滂沱不止其热方熾投用此方纽生地与鲜地因用一少年醫不知此方乃曰黄某指此药尽何得两味同犀角写亦是之学问之谁为医之谁知此 辛亥巧偶纪

竹叶地黄汤

伏暑閉塞孔竅昏厥以牛黄至寳芳香利竅神清以後清涼無不宜此

竹叶　细生地　甘草　連翹心

鲜生地　犀角　麦冬　元参

香樸飲

伏暑吐瀉虛煩作亂

香薷　厚朴　人参　扁豆

茯苓　甘草　紫蘇　木瓜
半夏　陳皮　烏梅　澤瀉

熱暑湯

清心涼膈導熱開暑伏暑者不解而自解

竹茹　甘草　薄荷　連翹
黃芩　梔子炒　薑皮　麥冬
廣藿香

瀉火散方　說列前

黃連　地榆　青皮　烏藥炒

宣統三年歲辛亥為水運北政厥陰風木司天少陽相火在泉六節間氣少陽至大暑自大暑後三之氣少陽相火主令大暑至秋分四之氣為太陰濕土主令年頭暨三月中至七月大雨時行潮溼異常河水大漲田疇淹沒病伏暑之病翔少陽伏火太陰伏濕厥陰伏風之病引之痢濕熱發疹泄者之證今年司運不謬也　辛亥七月八日紀

邵新甫伏暑說

伏暑諸書皆不載，近惟邵氏四時病機中有伏邪晚發一節，爰手抄存錄記

天之暑熱一動，地之濕濁自騰，人在蒸淫熱迫之中，若正氣設或有隙，則邪從口鼻吸入，氣分先阻，上焦清肅不行，輸化之機失於常度，水穀之精微亦蘊結而為濕也。人身一小天地，內外相應，故暑病必挾濕者，即此義也。大江以南，地卑氣薄，濕勝熱蒸，當此時候，更須防患於先。蓋暑濕之傷，驟者當時為患，緩者於秋後為伏氣之疾，其候也。脈色必滯，口舌必膩，或有微寒，或單發熱，熱時脘痞氣窒，渴悶煩冤，每至午後則甚，入暮更劇，熱至天明得汗，則諸恙稍緩，日日如是，必要兩三候外，日減一日，方得全解。倘元氣不支，或調理非法，不治者甚多。然是病比之傷寒，其勢覺緩，比之瘧疾，寒熱又不分明，其變幻與傷寒無二，其愈期反覺纏綿。若表之汗不易徹，攻之便易溏瀉，過清則肢冷嘔惡，過燥則唇齒燥裂。每遇秋來，最多是症，求之古訓，不載者多，獨己任編名之曰秋時晚發，感症似瘧，總當以感症之法治之。要知伏氣為病，四時皆有，但不比風寒之邪一汗而解，溫熱之氣投涼即安。夫暑與濕為熏蒸黏膩之邪，最難驟愈，若治不中窾，暑熱從陽上熏而傷陰化燥

濕邪從陰下沉而傷陽，发濁以致神昏，耳聾，舌乾，齒血，脘痞，嘔噫，洞泄，肢冷，辨乎之，侯叢生，竟至莫救矣。叶氏宗劉河間三焦論立法，認明暑濕二氣何者為重，再究其病實在營氣何分。大凡六氣傷人，因人而化。陰虛者火旺，邪歸營分為多；陽虛者濕勝，邪傷氣分為多。一則耐清，一則耐溫，臟性之陰陽從可知也。於是在上者以辛涼微苦，如竹葉、連翹、杏仁、薄荷之類；在中者以苦辛宣通，如半夏、瀉心之類；在下者以溫行寒性，質重開下，如桂苓甘露之類。此皆治三焦之大意也。然有所挾，又須通变。至於治氣分有寒溫之別，寒者宗諸白虎法及天水散意，溫者從乎二陳湯及正氣散法。理營分知清補之宜，分清者如犀角地黃加入心之品，補者有三才復脈等方。又如濕熱沉混之蒼朮石膏湯，氣血兩燔之玉女法，開閉逐穢與牛黃及至寶、紫雪等劑，扶虛進參附及兩儀諸法，隨其变幻，審乎陰陽運用之妙，存乎心也。

此旦最要之法
治病不能脫根者在此
頭緒

吳東暘伏暑贅言

此書本刻入医學求是，而語多冗贅，茲不揣固陋，為刪潤存其要者。辛卯花朝

經云：先夏至日為病溫，後夏至日為病暑。暑者，乃夏至一陰生，其濕已動，斯時相火司令，天時酷熱，人在氣交之中，受其蒸濕之氣，而地中穢濁濕邪又因天氣熱蒸而上升，觸入人之口鼻，遂瀰上焦。所入之濕邪被鬱於內，不得流行，則濕遏於上，火鬱於下矣。然而濕熱之邪，人多受之，未必皆成伏暑病也。其人中陽素旺，不受寒涼，不喜生冷，濕濁未嘗凝聚，時有汗出，邪自解散，自然無病。凡人於暑令不可有一時之汗閉，倘有汗閉成病，治法原可開洩，但與傷寒不同，如法施治，必輕而易愈，因邪可解散故也。至其人中氣素餒，或勞倦傷中，濕熱易襲，因而蘊至秋，偶受寒邪，新涼外逼，內邪被逼而動，內外合邪，當為伏暑。治此證者，當先用辛溫開洩濕邪，而辛溫之性，能開腠理而發汗，使濕邪內化而外解，鬱火得以上炸，旋用辛涼輕劑以清之，其效甚速。外邪重者，重用辛溫，配[illegible]開洩通邪，解散而腠理自然踈通，汗亦自至，何必用柴葛羌防以傷其表乎。蓋傷寒由表而入，使其由表而出；伏暑為伏邪，閉鬱上焦，偶受新涼而發。倘見其熱甚而清火，見其無汗而發表，濕邪得清火之涼竟

而愈伏外受寒邪反胃依附而内鬱之火無從透達發表之汗孔閉邪
外達之汗乃用燥風藥而開毛之汗徒傷津液溼邪未解鬱火内熾
又傷津液肺胃日漸傷殘勞為唇焦齒黑不明其故再用滋陰或
用苦寒鬱火遏阻而入心胞為見神昏譫語至此而用至寶牛黃紫雪
之類取其芳香通竅通神明而開内閉若溼邪凝結未堅者或可挽
回溼邪膠結之深者每成不救之症矣更有陽虛之體溼重火微得
濟者而成斯症矣又非謂暑與溼分因治法有先後而强分為上
下也六淫之邪溼火兩氣合作謂之暑火性炎上溼性就下人所共

知若非合邪將火為火病溼為溼病焉得謂之伏暑又焉得謂之
合化乎故葉氏云暑必兼濕暑必兼溼謂溼與火之不相混固不可
謂火與溼之不分上下（此葉氏暑必兼溼通論也）治法不分先後次序亦不可也請以初起之病象
論之頭重脘悶者乃上焦之清氣被溼濁擾亂而不得流行也微寒發
熱者乃外來新涼與内邪相鬭於膜原之界也脈象細濡而沉也
溼邪壅遏之象也舌上白苔滿佈溼濁現象於外也苔白而舌邊
紅者鬱熱甚也若苔厚而舌本不紅乃溼重火微之證若白苔
不厚舌邊淡白但有寒熱乃伏邪輕症用藥不當亦變為重症

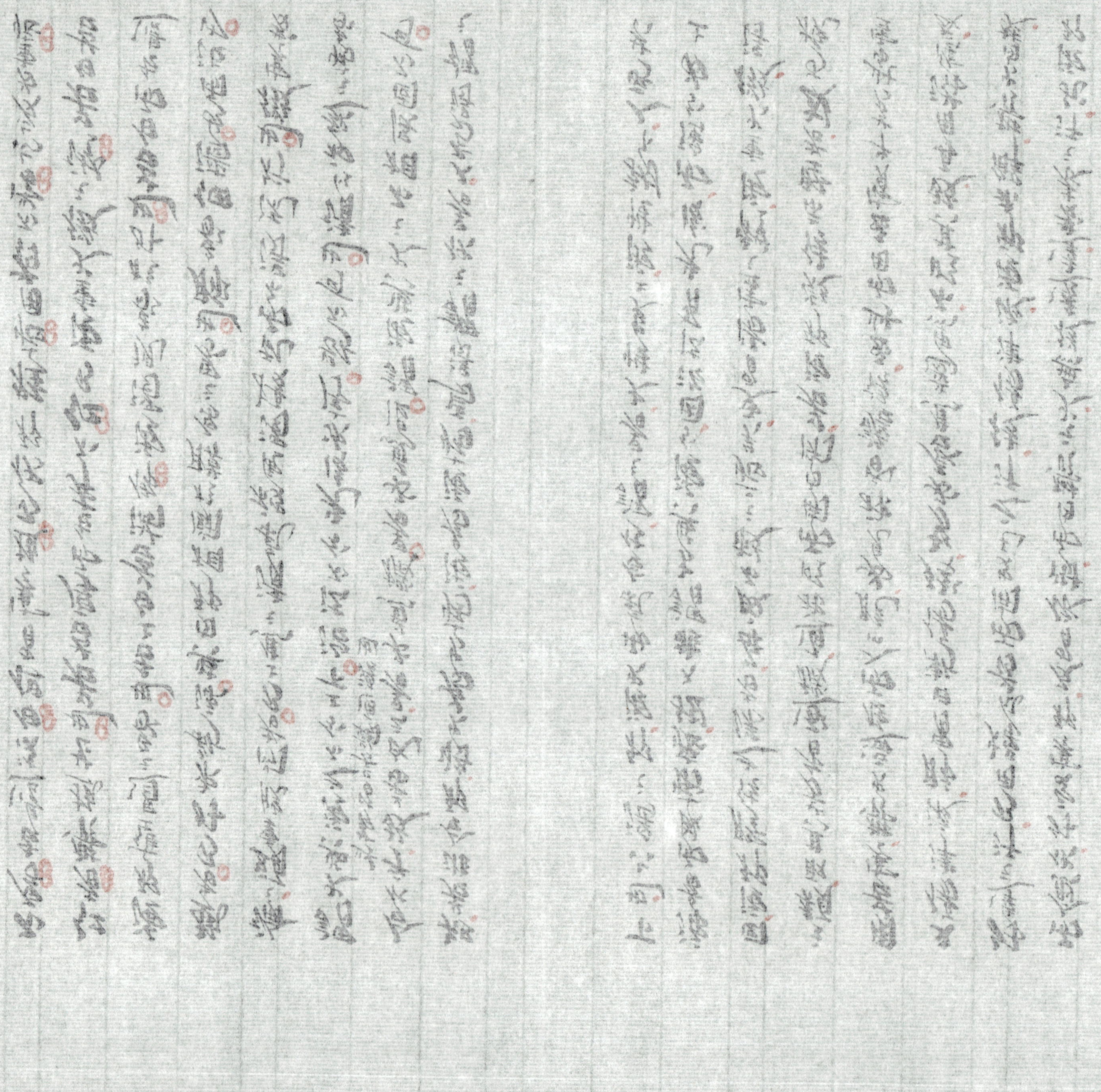

[illegible]
[illegible]
[illegible]
[illegible]
[illegible]
[illegible]
[illegible]
[illegible]

[illegible]
[illegible]
[illegible]
[illegible]
[illegible]
[illegible]
[illegible]
[illegible]

昔人言治上焦如羽中焦如衡下焦如權伏暑為上焦病畏其入於下
焦而成雜治之證是以葉氏治法初起用杏仁象貝薑皮之類
開利肺氣流通上焦之清氣也用藿香豆卷者取其芳香透
徹溫脾而解濁邪也腹脘痞悶而用豆豉山梔者去其上焦之陳
腐也少於辛者腹紅每為君藥取其辛溫勝濕而利脾氣如
豬腹理佐以蒼術通草滑石茯苓等輕清而理上焦邪熱凡
有腸滑石六一開腠理又開太陽且有滲泄下行之功非汗泄濁之
說而用四苓五苓為利水之法祛下注之邪而也余治伏暑夾濕之說每

諸病家服苗後濕邪一解火必上升而熱重不喜飲者反加口渴
轉為自覺病解不可見其熱甚口渴而有懼心用是治之百不失
一也嘗見伏暑敗證熱甚口渴齒燥唇焦神昏面赤譫語無休
視其舌苔白膩罩黃堅者仍進鮮地石斛牛黃丸等苔即反黑
余知病危辭不治大日進諸藥如水益冰如火益熾徒知暑為火病
竟不知舌上白苔何來從未聞暑必兼風暑必兼濕之言乎大凡
雜症之驗舌不過察之以占症情若溫暑之驗舌則斷不可忽也

屠彝尊　名骢，號竦村，國學生，浙江烏程縣人，僑寓平江

論白痦

白痦一症，攷古方書無專條論及，間有在斑疹門中帶敘一二，究未能盡其底蘊。今溫熱證中，每多發出，其栖若粟，色白形尖者，謂之白痦。有初病即見者，有見而即愈者，有見而危殆者，有病經日久、瘢疹已見、補瀉已施之後仍然發出而愈者。泛稱時氣所致，殊不知致病之由既異，治療之方奈不可不與瘾疹詳辨而審察之也。蓋傷寒傳經，熱病汗出不徹，邪熱轉屬陽明，多氣多血之經，或經入府，受熱蒸灼，營傷血熱不散，而裏實表虛，熱氣乘虛出於膚腠，故稀爲斑，稠爲錦紋者爲斑，紫黑爲胃爛而不治也。此言斑時行風熱之氣，侵入肺虛血熱之體，失於清透，傷及手太陰血分，乘虛出於皮膚，如沙如粟而色頭碎者爲痧，或歲當火運，頭感時厲之毒，咽喉痛而成丹痧，及爛喉痧之類，爲最劇者也。此言痧至於白痦一症，則溫熱暑邪之病中，必兼濕爲多，蓋以氣之鬱本從內出，殆必因外感及人身素蘊之濕，與外觸之邪，互相蒸鬱，上甚爲熱，初之病治誤，設不用清透滲解，則肺爲熱傷，氣從中餒，不能振邪外解，熱陷於營分，務投清營泄化，熱勢稍緩，而肺氣亦得藉以自復，所留之濕，仍從上焦氣分尋隙而出，於是發爲白痦。以肺主氣，故多發於頸項、肩背、胸膈之間，白爲肺之色，光潤爲濕之餘氣，至此而邪將盡泄也。甚

胃腎經補瀉之後，病仍不解，然猶發此而愈者，以其人之氣液內護，邪自外達，故不治亦愈也。若其根本已盡，無氣無液，達多有延為衰脫者，故此症以元氣未漓，色潤晶瑩，有神者為吉，枯白乏澤，空殼稜散，為氣竭而液繼以形色之枯涸，其氣液之竭與否也。大抵此症在春末夏初暑溼之令為甚，秋冬則間有之，要不外乎手經受病，仍從手經發泄，不比足經之邪可從下解也。夫肺為主氣之藏，氣旺則邪從外解，上泄而病愈；氣衰則邪正並竭，雖發必枯白無神而難治。觀內經暑與溼同推，仲聖痙濕暍合論，益知暑熱溼邪之症中，多夾溼邪，更無疑矣。一隙微明，以俟高賢正之。

李紀傳 召基 德輝 雲圖 國學生 住齊門外[illegible]

爛喉痧論

爛喉痧一症，古書不載，起於近時，而並易傳染。治之者每謂太陰陽明二經風熱之毒，而致爛[illegible]之由，亦不可不詳察也。夫暑之於物，以盛火逼之，祝其乾燥，而不知溼熱鬱蒸，所以致爛耳。此症凡風熱者，治宜清透；溼熱者，治宜清滲；痰火凝結者，治宜消降。蓋邪達則痧透，痧透則爛自止矣。若過用寒涼，勢必內陷，其害有勝言哉。或症有可治，有不可治。口中作臭者，謂之回陽，其色或淡黃，或深黃者，此係痰火所致，皆有治之症也。若爛至小舌者，鼻塞者，合眼朦朧者，並有元氣日盡，毒氣

俾伏邪自外移原樣者，皆不可治之症也。總之因天地不正之氣感而發之，故體有虛實之不同，即症有重輕之各異耳。其餘紛紜症脉，臨古人言之詳矣，毋不復贅。

祖傳仁乾　名世　孫　鏐四帆　住海紅坊巷

爛喉丹痧治宜論

夫丹痧一症，方書未有詳言，余究心是症之所來，不外乎風寒溫熱時厲之氣而已。故解表清熱，各有所宜，治之得當，愈不移時；治失其宜，禍生反掌。是見宜散宜清之兩途也。其症初起，凜凜惡寒，身熱不甚，並有壯熱而仍兼惡寒者，斯時雖咽痛煩渴，先須解表透達為宜，即或宜兼清散，總以散字為重，所謂火鬱發之也。苟漫用寒涼，則外益閉而內火益熾，咽痛愈劇，潰腐日甚矣。不明是理者，反云如此諸症當宜大勢劇哉，不察未散之誤，猶謂寒之未盡，於是愈涼愈遏，以致

因痧而發者有之。或有云患此症者宜表散者，余謂所見亦偏。前所云寒熱之時，散為先務，俾汗暢而再佈，透發已無，惡寒等症至此則外閉之風寒已解，內蘊之邪火方張，宜涼泄熱是所宜投，熱之甚而病自愈矣。若仍執辛散之方，則火得風而愈熾，腫勢反增，痛必倍甚，必漸至滴水不咽，慘如刀割，間有議用清涼者，又以醫家所諱遏誹之，其熱燎原，殺人最暴，此偏於散而諱誹清者之為害也。彼言散之宜，此言散之禍；彼言寒之禍，此言寒之宜。要惟於先後次第之間，隨機權變，斯為中其竅耳。再此症愈後每有四肢痠痛，難以屈伸之狀，蓋由火爍陰傷，絡失所養，宜進滋陰，非同痺症，此又管窺之所及，敢以質之高明。

汪纘功 保陰煎 治虛勞，以此方為進退。見吳醫彙講

熟地　生地　天冬　麥冬　玉竹　龜版　茯苓

山藥　牛膝　桂圓　人乳

右藥煎用水，並或用石斛並湯代水煎。內熱有汗加地骨皮，內熱無汗加牡丹皮，腰痛加杞子、杜仲，或加猪脊、猪髓，盜汗加棗仁、五味子，怔忡加棗仁，咳嗽加桑皮、枇杷葉、百合，有痰加貝母，吐血加藕汁、童便，食少加苡仁，泄瀉去生地、天冬，加薏苡、大棗、蓮肉，脈搏之無力者，酌量加人參。

周思哲 名桂錞言 抄

瘟疫贅言

春溫夏熱秋燥冬寒，四時之常。若夫疫者，穢惡之氣，互相傳染，吳又可論之詳矣。惟吳氏謂從口鼻而入，即踞膜原。愚謂既由口鼻吸受，肺為出入之門戶，無有不先犯肺者。疫皆熱毒，肺金所畏，每見此症之身熱先有憎寒，肺先病也。從而充斥三焦，或有徑入心胞者。所云厲氣無形，鬱熱最似。喻西昌所論溫瘟之字，未嘗區別，蓋亦有見乎此耳。況所云上焦如霧，升逐解毒；中焦如漚，疏逐解毒；下焦如瀆，決逐解毒，總不脫一毒字者，其為鬱熱，意在言表矣。要有患此病者，縱飲冷水，亦能大汗而解，此亦熱毒之明驗乎。至於疫證雖解，而肺蓄餘熱，每多咳嗆，肌熱自汗等證，亦所謂肺先受病而未愈之明徵也。又有大旱之年，水涸日烈，河水每多熱毒，飲其水者多發疫痢。以痢門常法治之無效，余於治痢方中加以貫眾之善解毒，無不應手取效。此亦熱毒之一驗也，合併志之。

驗舌診視　十六條從沈宦卿兄處抄來

天成　斂胖　潤乾　根尖中邊
光剝　胎質　長短　滑燥
老嫩　圍尖　硬萎　厚薄
浮着　裂星　溢活　淡深

天成　此言舌之本質，如脉之有六陽六陰，非關病證，所以先知其本常，然後可論其病變

聲色脈症各有本質，至於舌苔，常有焦黑舌、紋裂舌、黄紫等舌，非關人病，乃其天成。其色雖異，其神旺足，其津潤澤，慎勿治也。又有人胃氣薰蒸而見浮薄而潤澤黄灰黑胎者，如浮雲之紗縠，刷而即去，晨夕在易，此為经氣，亦勿泥執可也。第見着黑燥膩者，燻潤亦如仲景治傷寒，酒家不喜服桂枝，瘡家不可發汗等例，當須識此，勿令悞也。

斂胖

凡舌堅斂而滑為寒陰也，胖大而燥為熱陽也。陽舒而陰斂，寒之氣陰凝，冬則堅冰；熱氣長贏，夏則敷榮，天之道也。若堅而燥，為津液內竭陰不足也；胖大而滑，為濕邪泛溢陰有餘也。如猪肺以水漬之則脹，以火炙之則乾斂也。

胎質

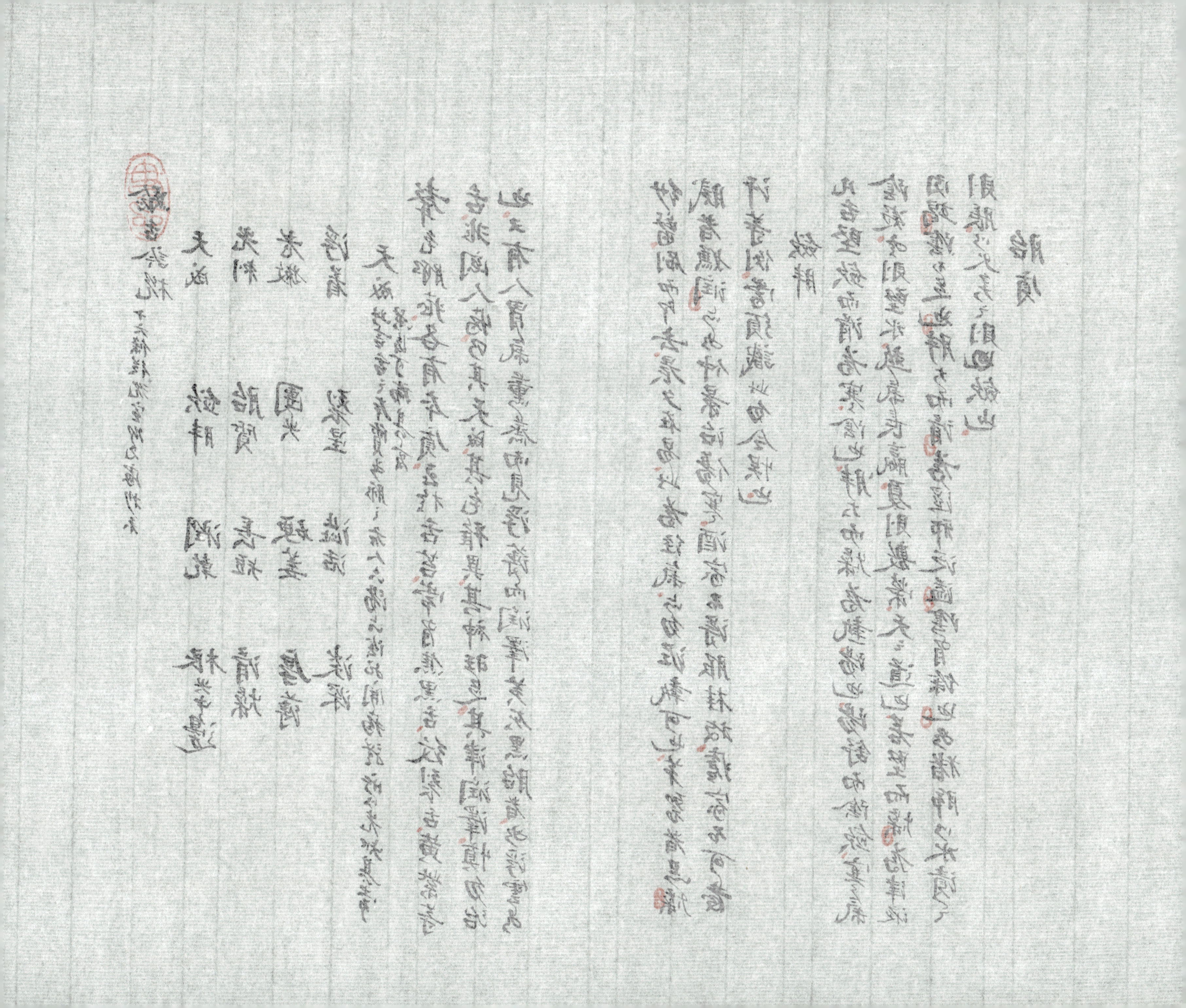

[illegible]

[illegible]

[illegible]

[illegible]

舌質病本也舌胎病標也胎凶而質紅澤可救胎吉而質瀝晦難醫如火之亢極者莫如黑胎黑而質淡白是虛寒之症也當熱補治其寒寒之凝聚則爲白胎白而質深赤者是熱大症也當涼透以治其火他如青色紫色皆可類推定熱虛實死生之辨全在於質經所謂必求其本而治之也

長短

熱則弛而寒則縮故舌長爲熱舌短爲寒然又當以滑燥辨之若短而燥爲火亢水竭實火宜清涼或涼下虛火宜滋陰或助陽如長而滑見白胎者不可投大寒之劑經曰心病則舌卷短顴赤絕則舌不能收是長短皆危症也

潤乾

傷寒潤爲邪未入裏不可下乾爲初入裡宜清宜涼雜症潤爲陰盛陽虛乾爲陽盛陰虛潤宜輔陽乾宜滋陰凡病潤多吉乾多凶

滑燥

滑與潤有邪正之別燥與乾有微甚之殊潤者滋潤而涎清滑者溜滑而涎膩潤則正氣尚存滑則陰邪正盛也乾者尚帶津液燥者全然枯澀滑爲寒不可攻也燥爲熱不可表也有滑而非寒者濕熱上蒸痰涎溜膩質必深赤有燥而非熱者寒邪凝結津液不

[illegible]
[illegible]
[illegible]
[illegible]
[illegible]

[illegible]
[illegible]
[illegible]
[illegible]

[illegible]
[illegible]
[illegible]
[illegible]

[illegible]
[illegible]
[illegible]
[illegible]
[illegible]

惟元霊一候實硬大承氣湯虛硬六味回陽飲姜則大補元煎經所
謂太陰脾絕是也不治

厚薄

舌形厚者濕痰也熱盛也薄為虛為寒或為裏無病舌胎厚為
邪盛薄為邪輕也

裂星

裂火甚之極也凡物火燥甚則裂若滑白則又為寒冰寒地裂其理
然也星似刺而平或瘦或濕或寒遏火熱而弦

浮著

傷寒浮為表邪著則漸入裏雜病浮則為虛著為邪實大凡之病
微則浮病進則著又浮為經氣孕婦每見此也

澀活

澀為血氣凝滯活為血氣流通傷寒澀邪漸入裏雜病澀氣脈阻
滯活色似嫩而嬌似滑而不膩也吉象也

淡深

色淡邪淺也色深邪甚也由淡而深為病進由深而淡為病退進退
者陰陽之橐籥也陰息陽消陽息陰消凡胎由白而黃而灰而黑為進
由黑而灰而黃而白為退由潤漸燥為進由燥漸潤為退由薄漸厚

為進由厚漸薄為退所乎進退之道可與言消息之机矣易曰知進退存亡而不失其正者其唯聖人乎病進則亡病退則存元進則存元退則亡病進則元退元進則病退人之存亡係乎元氣之進退故治病者以元氣為主則知進退知存亡為萬全矣

舌胖 附入

姚雲谷痧症度針云凡五六七月间為痧穢盛行之候如腹痛惡心而舌以常人浮大者痧也此即舌胖為挾穢耳

舌本爛 附入

經言熱病舌本爛熱不已者死况目南云肝脾腎之脈皆繫於舌本舌本爛加之熱不已者三陰陰絕也故死

胎孕之意，不必作苔之所爽也。

再按：黑滑苔胸间有，必苔腻为痰浊踞於中脘。黑燥者胃热有宿滞。黑薄而燥，必兼烦渴，为津枯热炽。

论白苔

温邪病（三时热病皆然）舌白而燥者，肺阴亡也（亡一作伤，字义二）。舌白如积粉者，热据上焦也（温热疫病邪在膜原，舌如积粉）。白苔在杂证是胃中积滞，白苔在温症为积滞而兼热邪（湿温病腻者，兼伤二为夹湿）。

大都是阴虚内热之人或禀性燥急肝火重者

舌辨

舌白之可用清凉者在燥字

寒之苔白为寒，故一二日即变成黄黑矣。舌白苔白干者多谵语（气伤胃燥协）。舌白而兼绛红口渴燥者，皆为热也。舌白为寒（或须辨白如雪，四肢外有形寒）。舌白而不燥，味甜腻不渴，为湿。如口中自觉粘腻，湿渐化热，口苦而渴者，邪已化热，或渴喜热饮，邪虽化热而痰饮内盛也。

常见之痰饮咳喘，舌淡滑，略无血色，舌白脉弦急，大忽小亮喘，脱不救，是舌白而有外症，乃血死脾败。

毒疫病初起形寒，或畏寒，舌白润质红，乃热郁在里，表寒外束，外寒一解，里热外达矣。

舌白属气，主病在气分，则白苔不必尽属於寒也。

[illegible]

[illegible]

[illegible]

[illegible]

毒攻，否令舌白為寒，餘三時必白如霜，罩乃為寒。若濕令是濕邪也。傷於冒雨入水，磨夜則寒自外入。若飲涼茶、冷水、瓜果等，寒從口入，須分別之。

舌苔白厚而乾燥者，胃燥氣傷也。舌苔薄白者，外感風寒也（外感風寒，必有表症可徵）。若白薄而乾者，肺津傷也（津傷必有口乾）。

舌白厚乳燥，大率春溫風溫為多

白苔黏膩，吐涎沫，而濁厚者，口必味甜也，為脾癉病，溼熱之氣與穀氣相搏，土有餘也，盈滿則上泛，宜芳香辛散以逐之（佩蘭之類）。

此條濕溫夾疫濁為多

舌白如鹼者，胃中宿滯夾穢濁鬱伏，急宜開泄（開泄者，芳香泄化，苦辛宣達之類）。

白苔如積粉而厚，其穢濁重也，溫疫病初入膜原，未歸胃腑，急宜透解（此條雖與上條相類，亦指疫病）。

舌潤如常而未生苔者，邪在表（因邪在表，舌未變色，必有寒熱形痛之症）；苔白而滑者，邪入裏（滑者，苔白膩潤）。

此初病之診，幸之

苔白而舌中苔黃者，邪已入胃（或白苔中罩黃苔）；苔乾白（乾者燥而無津液）而苔之中心黑者，病危（病人之神氣必昏，乃肺病逆傳心胞之症，最險）。

此即白苔夾黃苔也

[illegible]
[illegible]
[illegible]
[illegible]
[illegible]
[illegible]
[illegible]

[illegible]
[illegible]
[illegible]
[illegible]
[illegible]
[illegible]
[illegible]
[illegible]

絳紅紫晦，有指頭色，至於淡晦無神，雖重在臍而舌之黃白色亦有暗晦之神之理，此在臨診會意，有不可言喻者。

論舌絳

絳乃質色，即舌肉之本質也。

舌絳者（絳深紅色也，指舌質，必煩渴），熱入於營也（凡有不寐）。舌尖絳而乾者，心營熱熾也（必有渴飲煩躁，不寐神氣昏迷）。舌中絳而乾者，胃火熱灼也（必大便秘）。若望之似乾，以手捫之尚有津液，此濕熱熏蒸，濁痰蒙閉也。舌質初絳而尚有黃白色薄苔者，邪雖傳營，氣分之邪猶未盡也。純絳色鮮者，病已入營矣。絳而光亮者，胃陰亡也。絳而澤潤者，雖屬營熱，實由有痰，故不乾燥也。舌絳而上有黏膩似苔非苔者，中挾穢濁之氣。

舌絳而短，難於抵齒者，痰阻舌根，有內風也（舌難抵齒，痰阻舌根而有內風，乃斷欲抽搐痙厥）。舌絳而有碎點，或白或黃者，當生疳也；大紅點者，熱毒乘心也（熱毒乘心，病必險惡）。舌絳而無苔者，熱傷血分。舌絳而譫語者，熱入心營（舌絳譫語）。舌有津液者，雖險尚吉；燥者多危。

舌紅者，暑症；紅極者，溫毒（紅之與絳，絳較紅深，淺於不紅，以絳重紅輕論，須看見症）。舌紅撒如新，望之潤而捫之乾者，妄行汗下，津液竭也。舌底絳而面有白苔者，濕熱遏伏也。舌絳而乳縮者，腎陰

黄壽南集

舌辨

論舌之部位

經曰舌爲心竅舌根屬腎舌中屬脾胃舌左屬肝右屬肺舌尖屬心又曰舌尖主上脘舌中主中脘舌根主下脘

論舌上生苔之理

舌苔者如地上初生之草惟必有根無根者爲浮垢刮之即去地必有濕草必蕃茂邪氣入胃苔必厚膩故以舌之苔驗病之虛實寒熱邪之淺深輕重

舌辨 一

壽按有病重而舌苔薄白或微黄不变者乃邪猶氣蓋或胃中邪滯結閉不肯外達故舌亦無変當從氣病爲多當參之脈證以定病情

總論質苔

陳修園言舌上無苔爲在表（苔薄爲在表若云無苔乃邪舌光）鮮紅爲火旺白爲寒（此指質色）若有白苔爲半表半裏（此指傷寒）黄苔爲裏（苔黄爲漸化熱）黑苔爲病入少陰主危險（大概以黑苔爲病重耳未必全是少陰）

論傷寒爲霜降後感寒即病此真傷寒者宜先發麻桂難用

壽按質爲舌之肉色苔如石上之青苔古人作胎謂如

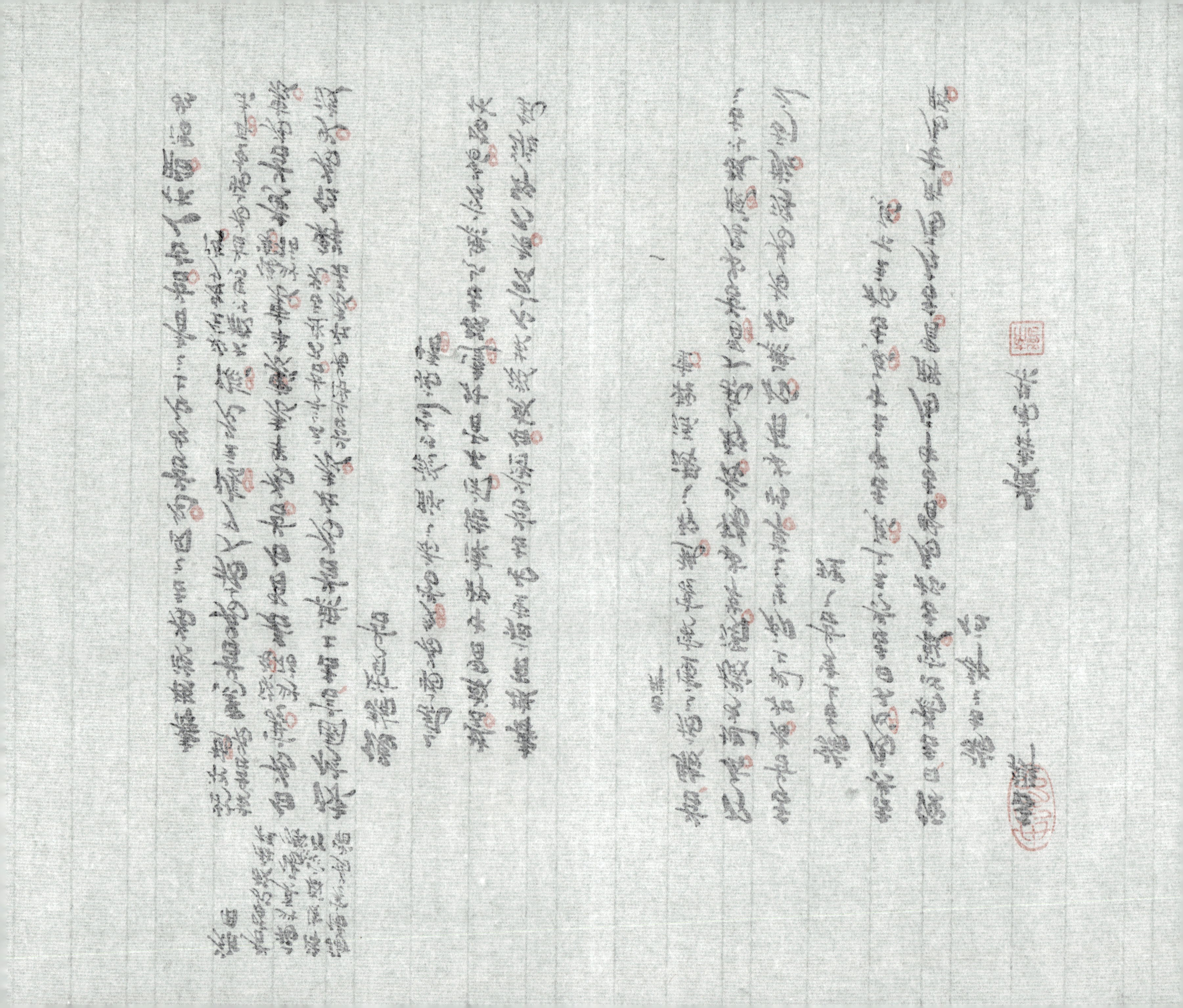

竭也。（舌質色於乾，偏濕腐為疳。）

（此條指質之色）舌絳而紫，紫而暗，潮濕不乾，內有瘀血；若晦而乾者，精血已枯，邪熱乘之，總由腎色黑、肝色青，青黑相合而見於舌，變化紫晦，為肝腎色泛，多屬不治之症。

（此亦指質色）舌淡紅無色（即貧血不華），或乾而不榮，胃津傷而不能化液也。

舌紅而更有紅點如蟲蝕之狀者，熱毒熾盛，火在上，水在下，不能相濟也。

舌紅而起裂紋如人字形者，君火（心火也）燔灼，熱毒炎上也。舌淡紅而中有大紅星者，亦君火熾燔（舌色大紅無苔，君火之色，現於見症，總以甘潤存之）。凡雜症舌中絳而乾，須清營熱；雜證舌灰有津，須引火歸原（引火歸原之法，須參見症）。雜症苔黃，其味或苦或酸，皆脾經有熱。

論舌苔黃

溫邪變症最速，舌色一黃，頃刻即成灰黑，以其即挾風也。天下至速者，莫如風火，火就燥，口渴舌乾，皆熱邪肆擾，瀰漫三焦也。（此言風火，乃言風溫之邪。）

舌苔黄厚腻者，热滞中焦也；苔黄而或兼白者，热未入胃腑也。（凡腻白厚之苔，必胃之湿谷未离。）

舌黄主热，为邪已入里；或淡黄，或老黄，或沉香色，或中有断纹者，主热也。（此皆叶天士说也，如大便秘结，脘腹胀痛，皆可下也。）

苔黄而消者，热为轻；苔黄乳者，热已盛；苔中黄而两边白者，邪将入里。

苔黄而兼灰色者，胃热；润者乃虚热，夹食者为。

苔黄而带黑色者危。（黑色从之，灰色为进一层，多属热痰湿，夹亦为。灰黑杂重病之苔，未必皆危。）

舌辨

论黑舌苔

舌苔黑色有虚实寒热之别。黑而燥者为热，（以燥为热之证据。）黑而润者为寒。（然三时之病，未必尽以黑润为寒，如舌苔白中黑滑，胸脘痞闷，不渴，饮烦闷者，痰湿热，以苦辛温化。）

右论舌黑之大略也。若温病舌黑者危，兼昏者死，不可不知。

阳虚而舌黑者，润而不燥，或无苔而如烟煤者，是肾水来乘心火。（第一句言阳虚，第二句言润而不燥，苔寒不甲可矣，末言肾水乘心火，乃水来克火，矣用药殊不易也。）

阴虚而舌黑者，不甚燥，不甚渴，其舌质赤，或舌中黑而无苔垢，或舌本枯而不甚赤，宜壮水滋阴。

舌中無苔而舌根有黑苔乾燥者，熱在下焦也。舌本無苔惟尖黑而燥，為心火自焚，不可救藥。苔黑而滑者，水來剋火，為虛寒證，當溫之。若見短縮，腎氣竭也。

舌黑而燥，津枯火熾，宜瀉南（去心熱）補北（滋腎水）。若燥而中心厚者，土燥水竭，以鹹苦下之（土燥水竭者，胃熱必蒸陰精，非下不可）。

舌黑而潤者，外無險惡情狀，胸有伏痰，是為熱證，亦血分多有之（此裏血者乃蓄血及熱入血室之類）。切勿誤作陰證。

舌辨

按舌黑有虛寒、有實熱。虛寒者舌必潤，實熱者舌必燥。舌黑譫語屬熱，無譫語者屬寒（寒寒字當是作痰痰字解，如吾人胸中有寒，丹田有熱之類）。

論舌灰色苔

舌灰而燥者，急下存陰。舌灰有津，宜桂附溫理。肥人舌灰有津亦然（舌灰有津，都屬痰濕，桂附亦須酌用，不可輕試）（更有久病舌灰中虛，溫補酌用，無之不救，近日亦多此症）。苔灰而薄者邪輕，苔黑而厚者邪重。苔漸退者邪亦退，苔漸進者邪亦進。

論舌苔醬色、藍色、青色

舌苔醬色為夾食傷寒也。舌藍色者為肝絶也，不治。忌見
舌青，皆厥陰之病。凡病者舌青主寒，無治法（言無治者，不治之症）。孕婦
人胎死在腹中，則舌灰舌青（按醬色、藍色、青色之舌苔皆怪異，不常見之，亦都死舌兆耳）。

論舌起刺起點起紋

舌苔不拘何色，而忽生芒刺者，上焦熱極也。或紋燥之裂，
亦主熱。
白苔有黑點者，胃熱也；有紅點者，火炎也。舌紅有白點者，
邪入心胞也；有黑點者，胃熱也。

論舌潤燥乾濕

舌焦、齒燥、唇血燥裂者，火熾血涸，欲成風痙也。有熱
無濕者，舌無苔，即有苔亦薄。苔有濕熱、有痰而甚者，
必有濁苔。但邪在表者亦無苔。初病苔白厚者，宜宣通
氣分；久病苔黃厚，宜宣通血分。病久有苔而燥，濡積救
陰。病久無苔而光，滋陰養液。
舌白有寒有熱。無苔而淡白者寒（此言淡色淡白），無苔而厚白者
熱（無苔言何處厚白，此誤也。當云淡白，舌肉胖大，此屬濕重滿徵）。舌苔白而乾者熱（原記言舌有無舌苔字，則不）

舌白苔而潮者寒（此空中陽）若舌苔灰白而病人自覺舌乾而視其舌不見其乾宜甘溫養津則脾液上潮不得用寒涼

苔潤有液者為寒（初病津液未傷舌有液 重病後病舌亦不乾）不得有液者為熱（即用溫燥傷津）苔燥無液者為熱舌上無苔如去油豬腎子者為亡液若鏡面色主危險（鮮者尚可救 紫暗者必死）

舌有半邊乾半邊濕者為膽病舌半邊白苔半邊黃黑苔危（此宜細之者 舌辨）

舌中黑而燥兩邊或白或黃者腑熱證舌中黑而潤兩邊白者表裏皆虛

舌苔有半黑半黃或半黃半白或中乾邊潤或共乾極潤者傳併之邪

舌紫腫大者酒毒紫暗而捫之溼者瘀血挾熱也

病初起舌乾而脉滑脘悶者痰阻於中而液不上潮未可率投補益也（補益二字當考未可率投滋膩）

論舌本爛

經言熱病舌本爛，熱不已者死。沈目南云：心肝脾腎之脈皆繫於舌本。舌本爛，加之熱不已者，三陰絕也，故死。嘗見老年病後舌爛瘍，瘍之病舌起爛斑如合子，皆死不旋踵。瘍瘍舌爛，亦屢目親見如此證驗之，亦確死補風提數也。

論舌戰 即舌顫動也

舌戰者，顫掉不安，蠕蠕瞤動，因汗多亡陽，或漏風所致，係氣舌虛，用十全大補、建中等湯。若寒當治溫，脾病舌戰風動，用鎮陰清化熄風而愈。

論舌陰衰食舌苔 舌辨

十

若舌苔中一條白，兩邊兩條黑潤，或灰色，症見少腹痛，足冷，陽縮，為寒證。若灰黑而薄苔，為寒食。

論弄舌 即舌撩唇之類，人以謂以手撩弄，恐無此理。

小兒弄舌者，主熱。舌為心苗，因熱舌撩，係如蛇忽驚之類。若大病未已而弄舌者凶。

論染苔

苔色因食酸醎而變黃者，為染苔。如食橄欖則苔變灰黑，食枇杷則苔變黃色之類。染苔固非正此也。

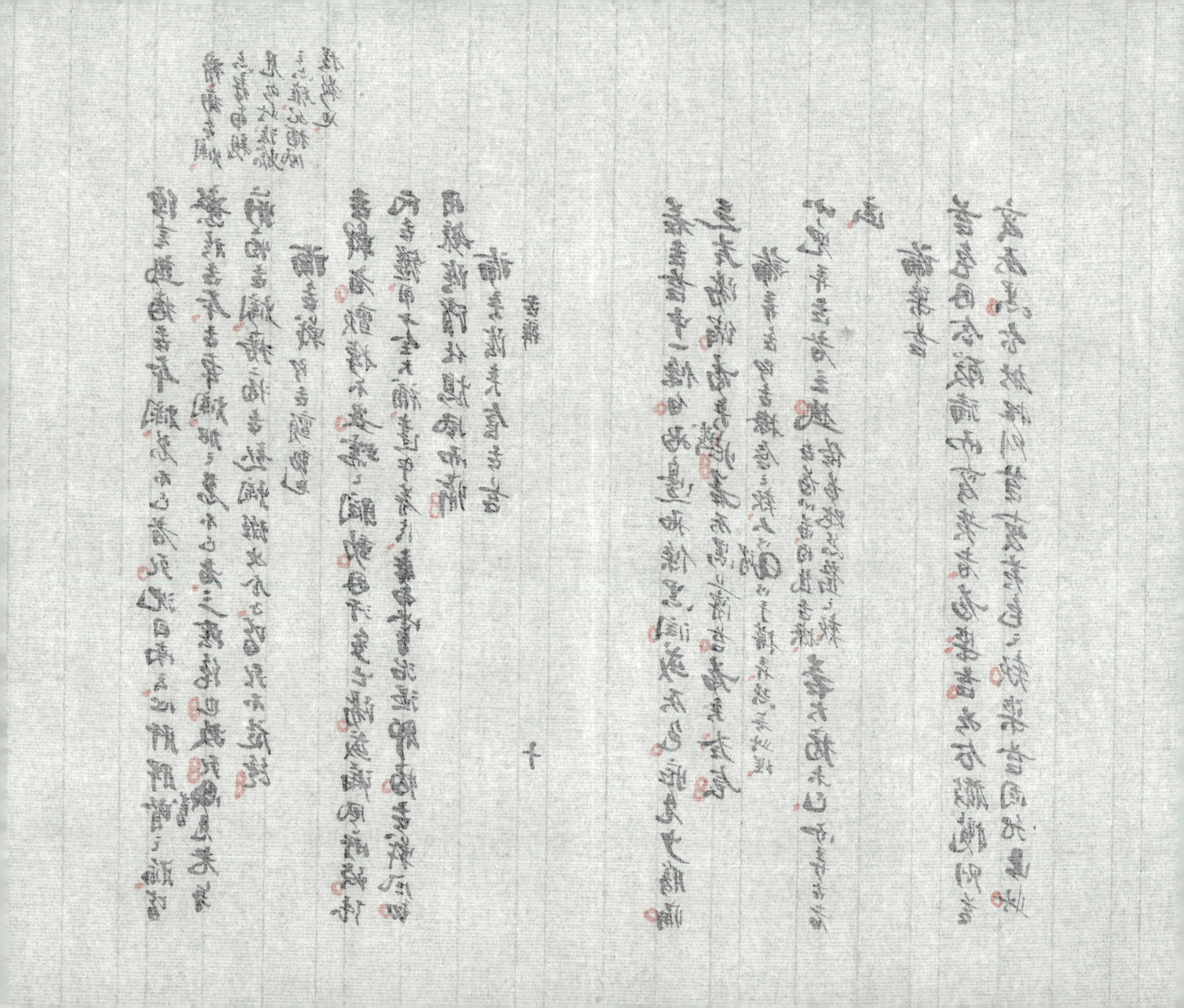

[illegible]

十

但以爪甲刮之見地耳。

論苔伏之理

苔伏即病退。凡有苔而退者，由尖退至中，由中退至根。若舌本乾燥，服藥後有津，苔必漸化，亦有舌尖中根苔漸薄而一齊退者。若厚苔驟然光剝，即病勢驟加。亦是正虛不足之急候，故不可苔退以為吉許之。

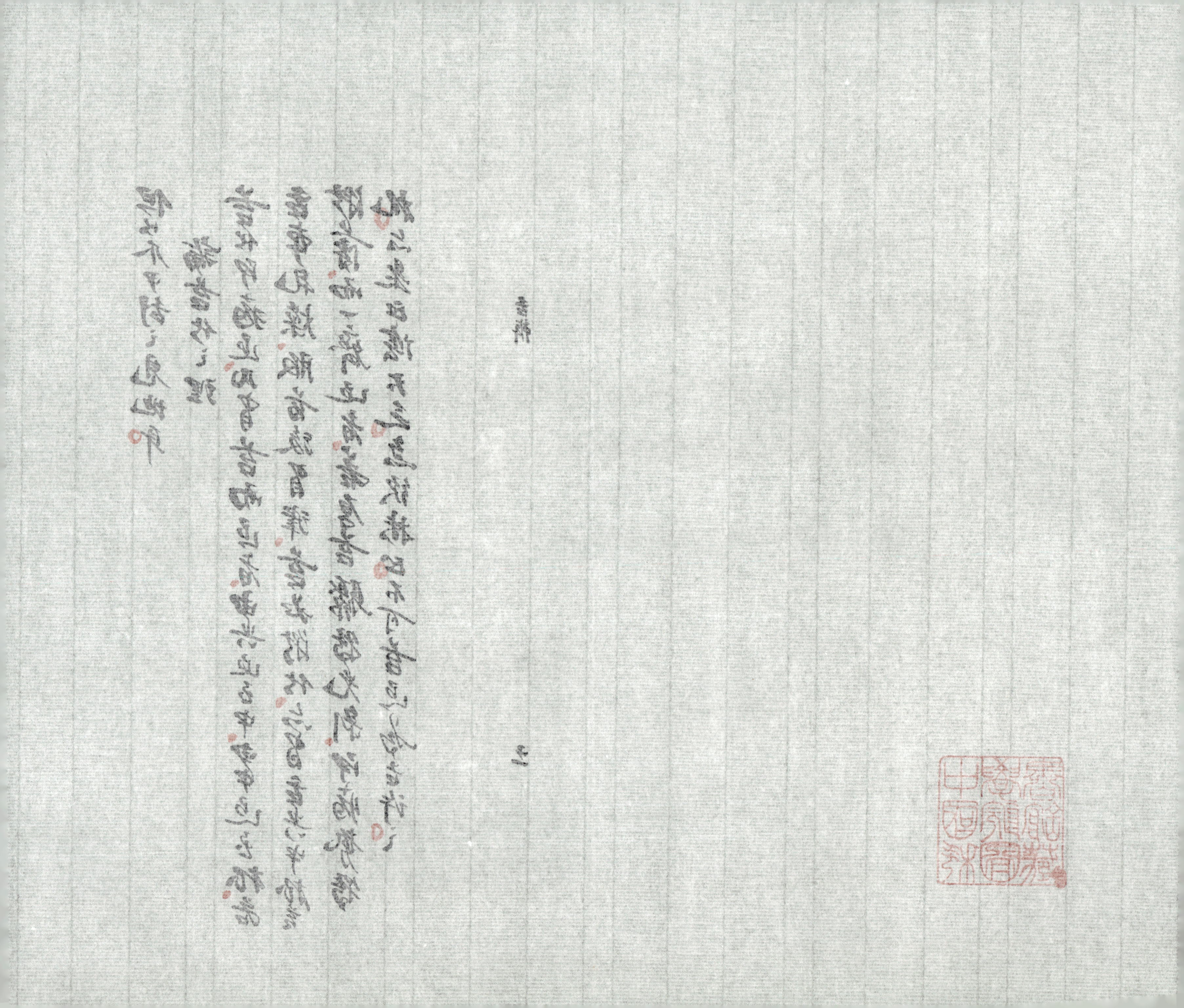

[illegible]

[illegible]
[illegible]
[illegible]
[illegible]
[illegible]
[illegible]

中華中醫古籍珍稀稿抄本叢刊

總序

『上醫治國，中醫治人，下醫治病』，古有明訓。中醫藥學以天地一體、天人合一、和而不同、以人爲本的思想爲基礎，深刻體現了中華民族的認知方式和價值取嚮，承載着中華民族傳統文化的豐富内涵，是我國文化軟實力的重要體現。習近平總書記在系列重要講話中，多次引用中醫術語、運用中醫妙喻，闡述治國理政的理念和方法，準確而傳神，深刻而生動，展示了中醫藥文化藴含的哲學智慧和思維魅力。

二〇一六年二月十四日，國務院總理李克强主持召開國務院常務會議，指出傳承中醫藥優勢，發揮其獨特作用，可以更好造福人類健康。會議確定要促進中醫藥和民族醫藥繼承保護與挖掘，搶救瀕臨失傳的珍稀與珍貴古籍文獻，强化師承教育，大力培養中醫藥人才，提高中醫藥應急救治、防病治病能力。

中醫藥保護與傳承，中醫藥産業創新與發展，中醫藥古籍文獻整理與保護，已經成爲國家重視、各方關注的重要議題。中醫藥事業及古籍文獻整理與保護領域工作者們迎來了期盼已久的大好時期。

根據《中國中醫古籍總目》的著録，存世的中醫古籍有一萬三千餘種。這些文獻跨越了從先秦到晚清二千餘年的歷史，成爲人類社會極爲豐富的一筆知識財富和遺産資源。中醫古籍以圖文形式記録了中醫學數千年來積累的理論知識和臨床經驗，相對於其他學科的古籍，不僅具有珍貴的文物價值，而且具有重要的實用價值。中醫古籍得以流傳至今，得益於歷代學者的不斷整理和研究。

然而，由於歷史悠久、自然灾害、保護不力等原因，在現存萬餘種的中醫藥古籍中，大多數存在殘破、蟲蛀、濕浸等問題，有四千餘種已經成爲孤本，甚至面臨湮滅的危險。因此，如何利用現代出版技術，對優質珍貴古籍進行還原性出版，再現古籍的版本及内容價值，是中醫研究和圖書文獻信息工作的重要課題。

二十世紀九十年代以來，日新月异的現代信息技術被廣泛應用於古

籍整理、開發和保護，改變了傳統古籍整理的概念，使古籍整理進入了一個新的階段，爲解决古籍文獻保存和利用之間的矛盾提供了有效的途徑。通過數字化掃描與深加工、現代做真出版技術，可以實現古籍復原性出版，對挽救瀕臨絶本的珍貴古籍免於失傳，保存、利用和傳播現存於世的珍貴孤本等，都具有重要意義。

《中華中醫古籍珍稀稿抄本叢刊》（第一輯）以中國科學院上海生命科學信息中心館藏的珍貴中醫古籍資源爲基礎，甄選現存於世、具有珍貴版本及學術文化價值的珍稀稿抄本作爲首批復原性出版對象。經過中醫領域及出版領域專家遴選，先期選定十種中醫古籍珍稀稿抄本，利用現代數字化掃描及出版技術，保存現有古籍原貌，重現珍貴版本價值；同時重點發揮古籍珍貴歷史文獻參考作用，爲中醫藥事業工作者、古籍研究與收藏愛好者，提供重讀歷史典籍、發掘中華歷史文化寶藏的重要機會，並爲珍稀稿抄本的長期保存和保護提供重要支撑。

叢刊致力於館藏中醫古籍中珍稀稿抄本的整理與出版，是一項『繼絶存真，傳本揚學』的重大出版工程。稿抄本與刻本相比，流傳稀少，世難一見。從第一輯選目來看，叢刊所收十種中醫稿抄本，八種爲孤抄本，一種更是孤稿本。這些古籍能够以叢書的形式原貌存真出版，實爲保護和傳承中華歷史文化寶藏的一大幸事。

在此，衷心希望《中華中醫古籍珍稀稿抄本叢刊》（第一輯）能爲中醫藥傳承創新、中醫藥文化弘揚光大，提供更多的『新鮮』材料，發揮其應有的作用和價值；衷心期望本叢刊的出版發行，帶動上海乃至全國館藏珍貴中醫古籍整理與出版的研究與發展，爲中醫藥事業、中國古籍保護事業的發展做出應有的貢獻！

陳凱先

中國科學院 院士

上海中醫藥大學 原校長

二〇一六年三月十六日於上海